本草纲目 精华

中医六大名著
养生精华

刘文华◎主编

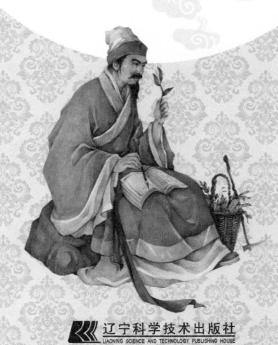

辽宁科学技术出版社
LIAONING SCIENCE AND TECHNOLOGY PUBLISHING HOUSE

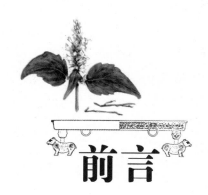

前言

祖国医学博大精深，自肇源迄今，亘绵数千年的中医药理论精华，向来为历代医家奉为珍籍之秘典和临证之法宝。

在中医学界强调回归传统，反思传承的今天，经典著作的学习和运用是促进中医走向未来、更好地为人类健康服务的有效途径。鉴于此，为了正确并重新认识传统医学国粹的重要性和必要性，更好地继承和发扬中医学，我们编著了"中医六大名著养生精华"系列，包括《黄帝内经》《本草纲目》《神农本草经》《伤寒论》《金匮要略》《温病条辨》。本系列丛书以古为今用为目的，以深入浅出为要求，以阐明内涵为根本，对中医药理论精华进行了全面研究、系统阐述、朴素解读。

《本草纲目》是我国医药宝库中的一份珍贵遗产，共有 52 卷，载有药物 1892 种，其中载有新药 374 种，收集药方 11096 个，书中还绘制了 1109 幅精美的插图，分为 16 部、60 类，被誉为"东方药物巨典"。这是中国古代本草学集大成者，也是中国具有世界性影响的药学及博物学巨典，英国生物学家达尔文曾称赞其为"中国古代的百科全书"。正如李建元《进本草纲目疏》中指出："上自坟典、下至传奇，凡有相关，靡不收采，虽命医书，实该物理。"2011 年 5 月，《本草纲目》入选"世界记忆"名录。

《本草纲目》成书后 400 多年来成为医家必修之圣典，亦成为普通百姓养生的医药宝库。

　　本书以历代权威版本为蓝本，删繁就简，精选精校，保留了至今常见、常用的本草，及切实有效的复方。同时，还精心绘制了大量图片，生动、逼真地再现了药材的形态，广大读者可准确辨识药材，获得更全面的中药知识，并将中药与日常生活结合，灵活运用其中的养生方法和原则，轻松实现家庭健康养生的目标。

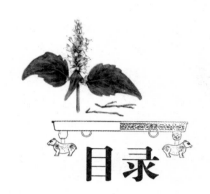

目录

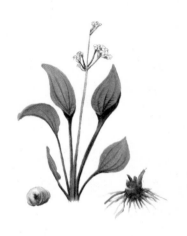

》序列

》百病主治药

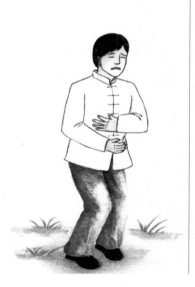

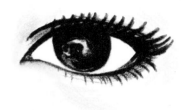

》草部

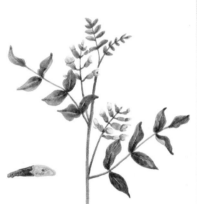

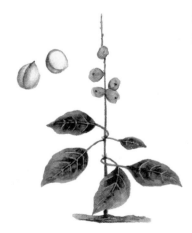

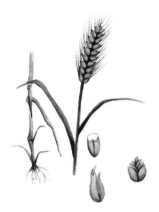

》谷部

》菜部

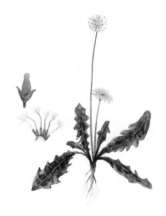

》果部

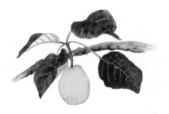

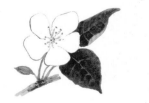

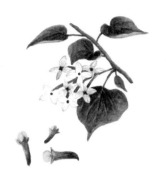

》木部

》介部

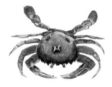

》禽部

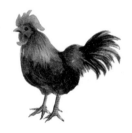

》兽部

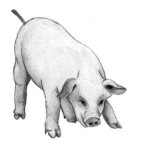

序列

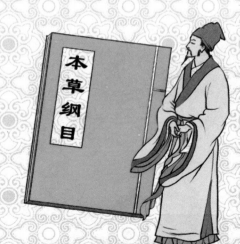

七方

〔岐伯曰〕气有多少，形有盛衰，治有缓急，方有大小。又曰：病有远近，证有中外，治有轻重。近者奇之，远者偶之。汗不以奇，下不以偶。补上治上制以缓，补下治下制以急。近而奇偶，制小其服；远而奇偶，制大其服。大则数少，小则数多。多则九之，少则二之。奇之不去则偶之，偶之不去则反佐以取之，所谓寒热温凉，反从其病也。

〔王冰曰〕脏位有高下，腑气有远近，病证有表里，药用有轻重。单方为奇，复方为偶。心肺为近，肝肾为远，脾胃居中。肠膲胞胆，亦有远近。识见高远，权以合宜。

方与其重也宁轻，与其毒也宁善，与其大也宁小。是以奇方不去，偶方主之；偶方不去，则反佐以同病之气而取之。夫微小之热，折之以寒；微小之冷，消之以热。甚大寒热，则必能与异气相格。声不同不相应，气不同不相合。是以反其佐以同其气，复令寒热参合，使其始同终异也。

〔时珍曰〕逆者正治，从者反治。反佐，即从治也。谓热在下而上有寒邪拒格，则寒药中入热药为佐，下膈之后，热气既散，寒性随发也。寒在下而上有浮火拒格，则热药中入寒药为佐，下膈之后，寒气既消，热性随发也。寒在下而上有浮火拒

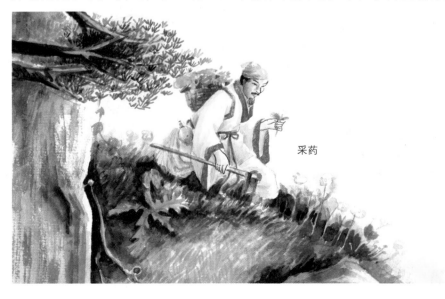

采药

格，则热药中入寒药为佐，下膈之后，寒气既消，热性随发也。此寒因热用，热因寒用之妙也。温凉仿此。

〔完素曰〕流变在乎病，主病在乎方，制方在乎人。方有七：大、小、缓、急、奇、偶、复也。制方之体，本于气味。寒、热、温、凉，四气生于天；酸、苦、辛、咸、甘、淡，六味成于地。是以有形为味，无形为气。气为阳，味为阴。辛甘发散为阳，酸苦涌泄为阴；咸味涌泄为阴，淡味渗泄为阳。或收或散，或缓或急，或燥或润，或软或坚，各随脏腑之证，而施药之品味，乃分七方之制也。故奇、偶、复者，三方也。大、小、缓、急者，四制之法也。故曰：治有缓急，方有大小。

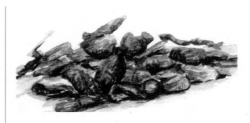
药材

所谓因其攻里而用之也。

〔张从正曰〕大方有二：有君一臣三佐九之大方，病有兼证而邪不一，不可以一二味治者宜之；有分两大而顿服之大方，肝肾及下部之病道远者宜之。王太仆以心肺为近，肾肝为远，脾胃为中。刘河间以身表为远，身里为近。以予观之，身半以上其气三，天之分也。身半以下其气三，地之分也。中脘，人之分也。

【大方】

〔岐伯曰〕君一臣二佐九，制之大也。君一臣三佐五，制之中也。君一臣二，制之小也。又曰：远而奇偶，制大其服；近而奇偶，制小其服。大则数少，小则数多。多则九之，少则二之。

〔完素曰〕身表为远，里为近。大小者，制奇偶之法也。假如小承气汤、调胃承气汤，奇之小方也；大承气汤、抵当汤，奇之大方也，

【小方】

〔张从正曰〕小方有二：有君一臣二之小方，病无兼证，邪气专一，可一二味治者宜之；有分两微而频服之小方，心肺及在上之病者宜之，徐徐细呷是也。

〔完素曰〕肝肾位远，数多则其气缓，不能速达于下；必大剂而数少，取其迅急下走也。心肺位近，数少则其气急下走，不能升发于上；必小剂而数多，取其易散而上行也。

王氏所谓肺服九、心服七、脾服五、肝服三、肾服一,乃五脏生成之数也。

【缓方】

〔岐伯曰〕补上治上制以缓,补下治下制以急,急则气味厚,缓则气味薄,适其至所。病所远而中道气味之者,食而过之,无越其制度也。

〔王冰曰〕假如病在肾而心气不足,服药宜急过之,不以气味饲心,肾药凌心,心复益衰矣。余上下远近例同。

〔完素曰〕圣人治上不犯下,治下不犯上,治中上下俱无犯。故曰:诛伐无过,命曰大惑。

〔好古曰〕治上必妨下,治表必连里。用黄芩以治肺必妨脾,用苁蓉以治肾必妨心,服干姜以治中必僭上,服附子以补火必涸水。

〔从正曰〕缓方有五:有甘以缓之之方,甘草、糖、蜜之属是也,病在胸膈,取其留恋也。有丸以缓之之方,比之汤散,其行迟慢也。有品件众多之缓方,药众则递相拘制,不得各骋其性也。有无毒治病之缓方,无毒则性纯功缓也。有气味俱薄之缓方,气味薄则长于补上治上,比至其下,药力已衰矣。

【急方】

〔完素曰〕味厚者为阴,味薄者为阴中之阳;故味厚则下泄,味薄则通气。气厚者为阳,气薄为阳中之阴,故气厚则发热,气薄则发汗是也。

〔好古曰〕治主宜缓,缓则治其本也;治客宜急,急则治其标也。表里汗下,皆有所当缓、所当急。

〔从正曰〕急方有四:有急病急攻之急方,中风关格之病是也。有汤散荡涤之急方,下咽易散而行速也。有毒药之急方,毒性能上涌下泄以夺病势也。有气味俱厚之急方,气味俱厚,直趋于下而力不衰也。

【奇方】

〔王冰曰〕单方也。

〔从正曰〕奇方有二:有独用一物之奇方,病在上而近者宜之。有药合阳数一、三、五、七、九之奇方,宜下不宜汗。

〔完素曰〕假如小承气、调胃承气,奇之小方也;大承气、抵当汤,奇之大方也,所谓因其攻下而为之也。桂枝、麻黄,偶之小方也;葛根、青龙,偶之大方也,所谓因其发散而用之也。

【偶方】

〔从正曰〕偶方有三：有两味相配之偶方；有古之二方相合之偶方，古谓之复方，皆病在下而远者宜之；有药合阴数二、四、六、八、十之偶方，宜汗不宜下。

【复方】

〔岐伯曰〕奇之不去则偶之，是谓重方。

〔好古曰〕奇之不去复以偶，偶之不去复以奇，故曰复。复者，再也，重也。所谓十补一泄，数泄一补也。又伤寒见风脉，伤风得寒脉，为脉证不相应，宜以复方主之。

〔从正曰〕复方有三：有二方、三方及数方相合之复方。如桂枝二越婢一汤、五积散之属是也。有本方之外别加余药，如调胃承气加连翘、薄荷、黄芩、栀子为凉膈散之属是也。有分两均齐之复方，如胃风汤各等分之属是也。王太仆以偶为复方，今七方有偶又有复，岂非偶乃二方相合、复乃数方相合之谓乎？

十剂

〔徐之才曰〕药有宣、通、补、泄、轻、重、涩、滑、燥、湿十种，是药之大体，而《神农本草经》不言，后人未述。凡用药者，审而详之，则靡所遗失矣。

【宣剂】

〔之才曰〕宣可去壅，生姜、橘皮之属是也。

〔杲曰〕外感六淫之邪，欲传入里，三阴实而不受，逆于胸中，天分气分窒塞不通，而或哕或呕，所谓壅也。三阴者，脾也。故必破气药，如姜、橘、藿香、半夏之类，泻其壅塞。

〔完素曰〕郁而不散为壅，必宣以散之，如痞满不通之类是矣。攻其里，则宣者上也，泄者下也。涌剂则瓜蒂、栀子之属是矣。发汗通表亦同。

〔好古曰〕《经》有五郁：木郁达之，火郁发之，土郁夺之，金郁泄之，水郁折之，皆宣也。

〔时珍曰〕壅者，塞也；宣者，布也，散也。郁塞之病，不升不降，

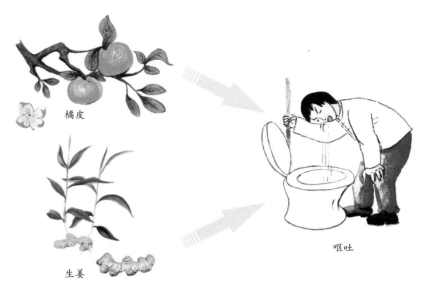

橘皮

生姜

呕吐

宣剂泻壅

传化失常。或郁久生病，或病久生郁。必药以宣布敷散之，如承流宣化之意，不独涌越为宣也。是以气郁有余，则香附、抚芎之属以开之，不足则补中益气以运之。火郁微则山栀、青黛以散之，甚则升阳解肌以发之。湿郁微则苍术、白芷之属以燥之，甚则风药以胜之。痰郁微则南星、橘皮之属以化之，甚则瓜蒂、藜芦之属以涌之。血郁微则桃仁、红花以行之，甚则或吐或利以逐之。食郁微则山楂、神麴以消之，甚则上涌下利以去之，皆宣剂也。

【重剂】

〔之才曰〕重可去怯，磁石、铁粉之属是也。

〔从正曰〕重者，镇缒之谓也。怯则气浮，如丧神守，而惊悸气上，朱砂、水银、沉香、黄丹、寒水石之伦，皆体重也。久病咳嗽，涎潮于上，形羸不可攻者，以此缒之。《经》云重者因而减之，贵其渐也。

〔时珍曰〕重剂凡四：有惊则气乱，而魂气飞扬，如丧神守者；有怒则气逆，而肝火激烈，病狂善怒者，并铁粉、雄黄之类以平其肝。有神不守舍，而多惊健忘、迷惑不宁者，宜朱砂、紫石英之类以镇其心。有恐则气下，精志失守而畏，如人将捕者，宜磁石、沉香之类以安其肾。大抵重剂压浮火而坠痰涎，不独治怯也。故诸风掉眩及惊痫痰喘之病，吐逆不止及反胃之病，皆浮火痰涎为害，俱宜重剂以坠之。

【轻剂】

〔之才曰〕轻可去实，麻黄、葛根之属是也。

〔从正曰〕风寒之邪，始客皮肤，头痛身热，宜解其表，《内经》所谓轻而扬之也。痈疮疥痤，俱宜解表，汗以泄之，毒以熏之，皆轻剂也。凡熏洗蒸灸，熨烙刺砭，导引按摩，皆汗法也。

〔时珍曰〕当作轻可去闭。有表闭、里闭、上闭、下闭。表闭者，风寒伤营，腠理闭密，阳气怫郁，不能外出，而为发热、恶寒、头痛、脊强诸病，宜轻扬之剂发其汗，而表自解也。里闭者，火热郁抑，津液不行，皮肤干闭，而为肌热、烦热、头痛、目肿、昏瞀、疮疡诸病，宜轻扬之剂以解其肌，而火自散也。上闭有二：一则外寒内热，上焦气闭，发为咽喉闭痛之证，宜辛凉之剂以扬散之，则闭自开；一则饮食寒冷，抑遏阳气在下，发为胸膈痞满闭塞之证，宜扬其清而抑其浊，则痞自泰也。下闭亦有二：有阳气陷下，发为里急后重，数至圊而不行之证，但升其阳而大便自顺，所谓下者举之也；有燥热伤肺，金气膹郁，窍闭于上，而膀胱闭于下，为小便不利之证，以升麻之类探而吐之，上窍通而小便自利矣，所谓病在下取之上也。

【滑剂】

〔之才曰〕滑可去着，冬葵子、榆白皮之属是也。

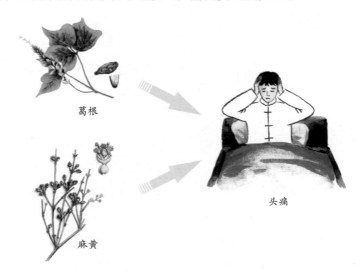

葛根

麻黄

头痛

轻剂发汗

〔完素曰〕涩则气着，必滑剂以利之。滑能养窍，故润利也。

〔从正曰〕大便燥结，宜麻仁、郁李之类；小便淋沥，宜葵子、滑石之类。前后不通，两阴俱闭也，名曰三焦约。约者，束也。宜先以滑剂润养其燥，然后攻之。

〔时珍曰〕着者，有形之邪，留着于经络脏腑之间也，便尿浊滞、痰涎、胞胎、痈肿之类是矣。皆宜滑药以引去其留着之物。此与木通、猪苓通以去滞相类而不同。木通、猪苓，淡泄之物，去湿热无形之邪；葵子、榆皮，甘滑之类，去湿热有形之邪。故彼曰滞，此曰着也。大便涩者，菠薐、牵牛之属；小便涩者，车前、榆皮之属；精窍涩者，黄柏、葵花之属；胞胎涩者，黄葵子、王不留行之属；引痰涎自小便去者，则半夏、茯苓之属；引疮毒自小便去者，则五叶藤、萱草根之属，皆滑剂也。

【补剂】

〔之才曰〕补可去弱，人参、羊肉之属是也。

〔杲曰〕人参甘温，能补气虚；羊肉甘热，能补血虚。羊肉补形，人参补气，凡气味与二药同者皆是也。

〔从正曰〕五脏各有补泻，五味各补其脏，有表虚、里虚、上虚、下虚、阴虚、阳虚、气虚、血虚。《经》曰：精不足者补之以味，形不足者温之以气。五谷、五菜、五果、五肉，皆补养之物也。

〔时珍曰〕《经》云：不足者补之。又云：虚则补其母。生姜之辛补肝，炒盐之咸补心，甘草之甘补脾，五味子之酸补肺，黄柏之苦补肾。又如茯神之补心气，生地黄之补心血；人参之补脾气，白芍药之补脾血；黄芪之补肺气，阿胶之补肺血；杜仲之补肾气，熟地黄之补肾血；芎䓖之补肝气，当归之补肝血之类，皆补剂。

【湿剂】

〔之才曰〕湿可去枯。白石英、紫石英之属是也。

〔完素曰〕津耗为枯。五脏痿弱，荣卫涸流，必湿剂以润之。

〔从正曰〕湿者，润湿也。虽与滑类，少有不同。《经》云辛以润之，辛能走气、能化液故也。盐消味虽咸，属真阴之水，诚濡枯之上药也。人有枯涸皱揭之病，非独金化，盖有火以乘之，故非湿剂不能愈。

〔好古曰〕有减气而枯，有减血而枯。

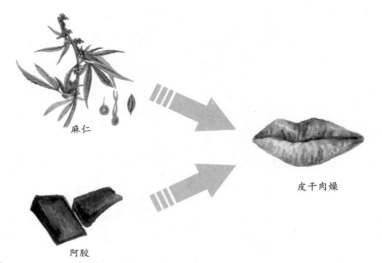

麻仁

阿胶

皮干肉燥

湿剂去枯

〔时珍曰〕湿剂当作润剂。枯者燥也。阳明燥金之化，秋令也，风热怫甚，则血液枯涸而为燥病。上燥则渴，下燥则结，筋燥则强，皮燥则揭，肉燥则裂，骨燥则枯，肺燥则痿，肾燥则消。凡麻仁、阿胶膏润之属，皆润剂也。养血则当归、地黄之属；生津则麦门冬、栝楼根之属；益精则苁蓉、枸杞之属。

【通剂】

〔之才曰〕通可去滞，通草、防己之属是也。

〔从正曰〕通者，流通也。前后不得溲便，宜木通、海金沙、琥珀、大黄之属通之。痹痛郁滞，经隧不利，亦宜通之。

〔时珍曰〕滞，留滞也。湿热之邪留于气分，而为痛痹癃闭者，宜淡味之药上助肺气下降，通其小便，而泄气中之滞，木通、猪苓之类是也。湿热之邪留于血分，而为痹痛肿注、二便不通者，宜苦寒之药下引，通其前后，而泄血中之滞，防己之类是也。《经》曰味薄者通，故淡味之药谓之通剂。

【泄剂】

〔之才曰〕泄可去闭，葶苈、大黄之属是也。

〔杲曰〕葶苈苦寒，气味俱厚，不减大黄，能泄肺中之闭，又泄大肠。大黄走而不守，能泄血闭肠胃渣秽之物。一泄气闭利小便，一泄血闭利大便。凡与二药同者皆然。

〔从正曰〕实则泻之。诸痛为实，

痛随利减。芒硝、大黄、牵牛、甘遂、巴豆之属，皆泻剂也。其催生下乳，磨积逐水，破经泄气，凡下行者，皆下法也。

〔时珍曰〕去闭当作去实。《经》云实者泻之，实则泻其子是矣。五脏五味皆有泻，不独葶苈、大黄也。肝实泻以芍药之酸，心实泻以甘草之甘，脾实泻以黄连之苦，肺实泻以石膏之辛，肾实泻以泽泻之咸，是矣。

【涩剂】

〔之才曰〕涩可去脱，牡蛎、龙骨之属是也。

〔完素曰〕滑则气脱，如开肠洞泄，便溺遗失之类，必涩剂以收敛之。

〔从正曰〕寝汗不禁，涩以麻黄根、防风；滑泄不已，涩以豆蔻、枯矾、木贼、罂粟壳；喘嗽上奔，涩以乌梅、诃子。凡酸味同乎涩者，收敛之义也。

〔时珍曰〕脱者，气脱也，血脱也，精脱也，神脱也。脱则散而不收，故用酸涩温平之药，以敛其耗散。汗出亡阳，精滑不禁，泄痢不止，大便不固，小便自遗，久嗽亡津，皆气脱也。下血不已，崩中暴下，诸大亡血，皆血脱也。牡蛎、龙骨、海螵蛸、五倍子、五味子、乌梅、榴皮、

诃黎勒、罂粟壳、莲房、棕灰、赤石脂、麻黄根之类，皆涩药也。气脱兼以气药，血脱兼以血药及兼气药，气者血之帅也。脱阳者见鬼，脱阴者目盲，此神脱也，非涩药所能收也。

【燥剂】

〔之才曰〕燥可去湿，桑白皮、赤小豆之属是也。

〔完素曰〕湿气淫胜，肿满脾湿，必燥剂以除之，桑皮之属。湿胜于上，以苦吐之，以淡渗之是也。

〔从正曰〕积寒久冷，吐利腥秽，上下所出水液澄澈清冷，此大寒之病，宜姜、附、胡椒辈以燥之。若病湿气，则白术、陈皮、木香、苍术之属除之，亦燥剂也。而黄连、黄柏、栀子、大黄，其味皆苦，苦属火，皆能燥湿，此《内经》之本旨也，岂独姜、附之俦为燥剂乎。

〔好古曰〕湿有在上、在中、在下、在经、在皮、在里。

〔时珍曰〕湿有外感，有内伤。外感之湿，雨露岚雾地气水湿，袭于皮肉筋骨经络之间；内伤之湿，生于水饮酒食及脾弱肾强，固不可一例言也。故风药可以胜湿，燥药可以除湿，淡药可以渗湿，泄小便可以引湿，利大便可以逐湿，吐痰

涩可以祛湿。湿而有热，苦寒之剂燥之；湿而有寒，辛热之剂燥之，不独桑皮、小豆为燥剂也。湿去则燥，故谓之燥。

〔刘完素曰〕制方之体，欲成七方十剂之用者，必本于气味也。寒、热、温、凉，四气生于天；酸、苦、辛、咸、甘、淡，六味成乎地。是以有形为味，无形为气。气为阳，味为阴。阳气出上窍，阴味出下窍。气化则精生，味化则形长。故地产养形，形不足者温之以气；天产养精，精不足者补之以味。辛甘发散为阳，酸苦涌泄为阴；咸味涌泄为阴，淡味渗泄为阳。辛散、酸收、甘缓、苦坚、咸软，各随五脏之病证，而施药性之品味。故方有七，剂有十。方不七，不足以尽方之变；剂不十，不足以尽剂之用。方不对证，非方也；剂不蠲疾，非剂也。此乃太古先师，设绳墨而取曲直；叔世方士，乃出规矩以为方圆。夫物各有性，制而用之，变而通之，施于品剂，其功用岂有穷哉。如是有因其性而为用者，有因其所胜而为制者，有气同则相求者，有气相克则相制者，有气有余而补不足者，有气相感则以意使者，有质同而性异者，有名异而实同者。故蛇之性上窜而引药，蝉之性外脱而退翳，虻饮血而用以治血，鼠善穿而用

以治漏，所谓因其性而为用者如此。弩牙速产，以机发而不括也；杵糠下噎，以杵筑下也，所谓因其用而为使者如此。浮萍不沉水，可以胜酒；独活不摇风，可以治风，所谓因其所胜而为制也如此。麻，木谷而治风；豆，水谷而治水，所谓气相同则相求者如此。牛土畜，乳可以止渴疾；豕水畜，心可以镇恍惚，所谓因其气相克则相制也如此。熊肉振羸，兔肝明视，所谓因其气有余补不足也如此。鲤之治水，鹜之利水，所谓因其气相感则以意使者如此。蜜成于蜂，蜜温而蜂寒；油生于麻，麻温而油寒，兹同质而异性也。蘪芜生于芎䓖，蓬蘽生于覆盆，兹名异而实同者也。所以如此之类，不可胜举。故天地赋形，不离阴阳，形色自然，皆有法象。毛羽之类，生于阳而属于阴；鳞介之类，生于阴而属于阳。空青法木，色青而主肝；丹砂法火，色赤而主心；云母法金，色白而主肺；磁石法水，色黑而主肾；黄石脂法土，色黄而主脾。故触类而长之，莫不有自然之理也。欲为医者，上知天文，下知地理，中知人事，三者俱明，然后可以语人之疾病。不然，则如无目夜游，无足登涉，动致颠殒，而欲愈疾者，未之有也。

五味宜忌

〔岐伯曰〕木生酸，火生苦，土生甘，金生辛，水生咸。辛散，酸收，甘缓，苦坚，咸软。毒药攻邪，五谷为养，五果为助，五畜为益，五菜为充，气味合而服之，以补精益气。此五味各有所利，四时五脏，病随所宜也。又曰：阴之所生，本在五味；阴之五宫，伤在五味。骨正筋柔，气血以流，腠理以密，骨气以精，长有天命。又曰：圣人春夏养阳，秋冬养阴，以从其根，二气常存（春食凉，夏食寒，以养阳；秋食温，冬食热，以养阴）。

【五欲】

肝欲酸，心欲苦，脾欲甘，肺欲辛，肾欲咸，此五味合五脏之气也。

【五宜】

青色宜酸，肝病宜食麻、犬、李、韭。赤色宜苦，心病宜食麦、羊、杏、薤。黄色宜甘，脾病宜食粳、牛、枣、葵。白色宜辛，肺病宜食黄黍、鸡、桃、葱。黑色宜咸，肾病宜食大豆黄卷、猪、栗、藿。

【五禁】

肝病禁辛，宜食甘：粳、牛、枣、葵。心病禁咸，宜食酸：麻、犬、李、韭。脾病禁酸，宜食咸：大豆、豕、栗、藿。肺病禁苦，宜食：麦、羊、杏、薤。肾病禁甘，宜食辛：黄黍、鸡、桃、葱。

〔思邈曰〕春宜省酸增甘以养脾，夏宜省苦增辛以养肺，秋宜省辛增酸以养肝，冬宜省咸增苦以养心，四季宜省甘增咸以养肾。

〔时珍曰〕五欲者，五味入胃，喜归本脏，有余之病，宜本味以通之。五禁者，五脏不足之病，畏其所胜，而宜其所不胜也。

【五走】

酸走筋，筋病毋多食酸，多食令人癃。酸气涩收，胞得酸而缩卷，故水道不通也。苦走骨，骨病毋多食苦，多食令人变呕。苦入下脘，三焦皆闭，故变呕也。甘走肉，肉病毋多食甘，多食令人悗心。甘气柔润，胃柔则缓，缓则虫动，故悗心也。辛走气，气病毋多食辛，多食令人洞心。辛走上焦，与气俱行，久留心下，故洞心也。咸走血，血病毋多食咸，多食令人渴。血与咸相得则凝，凝则胃汁注之，故咽路焦而舌本干。

【五伤】

酸伤筋，辛胜酸。苦伤气，咸胜苦。甘伤肉，酸胜甘。辛伤皮毛，苦胜辛。咸伤血，甘胜咸。

【五过】

味过于酸，肝气以津，脾气乃绝，肉胝胎而唇揭。味过于苦，脾气不濡，胃气乃厚，皮槁而毛拔。味过于甘，心气喘满，色黑，肾气不平，骨痛而发落。味过于辛，筋脉沮绝，精神乃失，筋急而爪枯。味过于咸，大骨气劳，短肌，心气抑，脉凝涩而变色。

〔时珍曰〕五走五伤者，本脏之味自伤也，即阴之五宫伤在五味也。五过者，本脏之味伐其所胜也，即脏气偏胜也。

五脏五味补泻

【肝】

苦急，急食甘以缓之（甘草），以酸泻之（白芍药）；实则泻子（甘草）。欲散，急食辛以散之（川芎），以辛补之（细辛）；虚则补母（地黄、黄柏）。

【心】

苦缓，急食酸以收之（五味子），以甘泻之（甘草、参、芪）；实则泻子（甘草）。欲软，急食咸以软之（芒硝），以咸补之（泽泻）；虚则补母（生姜）。

【脾】

苦湿，急食苦以燥之（白术），以苦泻之（黄连）；实则泻子（桑白皮）。欲缓，急食甘以缓之（炙甘草），以甘补之（人参）；虚则补母（炒盐）。

【肺】

苦气上逆，急食苦以泄之（黄芩），以辛泻之（桑白皮）；实则泻子（泽泻）。欲收，急食酸以收之（白芍药），以酸补之（五味子）；虚则补母（五味子）。

【肾】

苦燥，急食辛以润之（黄柏、知母），以咸泻之（泽泻）；实则泻子（芍药）。欲坚，急食苦以坚之（知母），以苦补之（黄柏）；虚则补母（五味子）。

〔张元素曰〕凡药之五味，随五脏所入而为补泻，亦不过因其性而调之。酸入肝，苦入心，甘入脾，辛入肺，咸入肾。辛主散，酸主收，甘主缓，苦主坚，咸主软。辛能散结润燥，致津液，通气；酸能收缓敛散；甘能缓急调中；苦能燥湿坚软；咸能软坚；淡能利窍。

〔李时珍曰〕甘缓、酸收、苦燥、辛散、咸软、淡渗、五味之本性，一定而不变者也。其或补或泻，则因五脏四时而迭相施用者也。温、凉、寒、热，四气之本性也；其于五脏补泻，亦迭相施用也。此特洁古张氏因《素问》饮食补泻之义，举数药以为例耳，学者宜因意而充之。

肝属青色

肝脏

甘草补肝拘谨挛急

心属红色
心脏

五味子补心气血不足

脾属黄色

脾脏

白术健脾燥水湿内盛

肺属白色

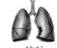
肺脏

桑白皮降肺气上逆

肾属黑色

肾脏

知母补肾阴虚燥

六腑五脏用药气味补泻

肝、胆：温补凉泻，辛补酸泻。

心、小肠：热补寒泻，咸补甘泻。

肺、大肠：凉补温泻，酸补辛泻。

肾、膀胱：寒补热泻，苦补咸泻。

脾、胃：温热补，寒凉泻，各从其宜；甘补苦泻。

三焦、命门：同心。

〔张元素曰〕五脏更相平也。一脏不平，所胜平之。故云：安谷则昌，绝谷则亡。水去则营散，谷消则卫亡，神无所居。故血不可不养，卫不可不温。血温气和，营卫乃行，常有天命。

相反诸药

凡三十六种

〔甘草〕反大戟、芫花、甘遂、海藻。

〔大戟〕反芫花、海藻。

〔乌头〕反贝母、栝楼、半夏、白蔹、白及。

〔藜芦〕反人参、沙参、丹参、玄参、苦参、细辛、芍药、狸肉。

〔河豚〕反煤炱、荆芥、防风、菊花、桔梗、甘草、乌头、附子。

〔蜜〕反生葱。

〔柿〕反蟹。

脏腑虚实标本用药式

【肝】

藏魂，属木。胆火寄于中。主血，主目，主筋，主呼，主怒。

〔本病〕诸风眩晕，僵仆强直惊痫，两胁肿痛，胸胁满痛，呕血，小腹疝痛疝瘕，女人经病。

〔标病〕寒热疟，头痛吐涎，目赤面青，多怒，耳闭颊肿，筋挛卵缩，丈夫癩疝，女人少腹肿痛阴病。

有余泻之

泻子：甘草。

行气：香附、芎䓖、瞿麦、牵牛、青橘皮。

行血：红花、鳖甲、桃仁、莪术、京三棱、穿山甲、大黄、水蛭、虻虫、苏木、牡丹皮。

镇惊：雄黄、金薄、铁落、珍珠、代赭石、夜明砂、胡粉、银薄、铅丹、龙骨、石决明。

搜风：羌活、荆芥、薄荷、槐子、蔓荆子、白花蛇、独活、防风、皂荚、乌头、白附子、僵蚕、蝉蜕。

不足补之

补母：枸杞子、杜仲、狗脊、熟地黄、苦参、萆薢、阿胶、菟丝子。

补血：当归、牛膝、续断、白芍药、血竭、没药、芎䓖。

补气：天麻、柏子仁、白术、菊花、细辛、密蒙花、决明、谷精草、生姜。

本热寒之

泻木：芍药、乌梅、泽泻。

泻火：黄连、龙胆草、黄芩、苦茶、猪胆。

攻里：大黄。

标热发之

和解：柴胡、半夏。

解肌：桂枝、麻黄。

【心】

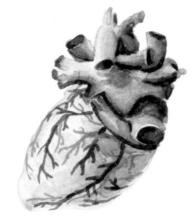

心

藏神，为君火。包络为相火，代君行令。主血，主言，主汗，主笑。

〔本病〕诸热瞀瘛，惊惑谵妄烦乱，啼笑骂詈，怔忡健忘，自汗，诸痛痒疮疡。

〔标病〕肌热畏寒战栗，舌不能言，面赤目黄，手心烦热，胸胁满痛，引腰背肩胛肘臂。

火实泻之

泻子：黄连、大黄。

气：甘草、人参、赤茯苓、木通、黄柏。

血：丹参、牡丹、生地黄、玄参。

镇惊：朱砂、牛黄、紫石英。

神虚补之

补母：细辛、乌梅、酸枣仁、生姜、陈皮。

气：桂心、泽泻、白茯苓、茯神、远志、石菖蒲。

血：当归、乳香、熟地黄、没药。

本热寒之

泻火：黄芩、竹叶、麦门冬、芒硝、炒盐。

凉血：地黄、栀子、天竺黄。

标热发之

散火：甘草、独活、麻黄、柴胡、龙脑。

【脾】

藏意，属土，为万物之母。主营卫，主味，主肌肉，主四肢。

〔本病〕诸湿肿胀，痞满噫气，大小便闭，黄疸痰饮，吐泻霍乱，心腹痛，饮食不化。

〔标病〕身体浮肿，重困嗜卧，四肢不举，舌本强痛，足大趾不用，九窍不通，诸痉项强。

土实泻之

泻子：诃子、防风、桑白皮、葶苈。

吐：豆豉、萝卜子、常山、瓜蒂、郁金、藜芦、苦参、赤小豆、盐汤、苦茶。

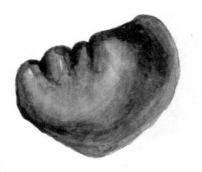

脾

下：大黄、芒硝、青礞石、大戟、甘遂、续随子、芫花。

土虚补之

补母：桂心、茯苓。

气：人参、黄芪、升麻、葛根、甘草、陈橘皮、藿香、葳蕤、缩砂仁、木香、扁豆。

血：白术、苍术、白芍药、胶饴、大枣、干姜、木瓜、乌梅、蜂蜜。

本湿除之

燥中宫：白术、苍术、橘皮、半夏、吴茱萸、南星、豆蔻草、白芥子。

洁净府：木通、赤茯苓、猪苓、藿香。

标湿渗之

开鬼门：葛根、苍术、麻黄、独活。

【肺】

藏魄，属金，总摄一身元气。主闻，主哭，主皮毛。

〔本病〕诸气膹郁，诸痿喘呕，气短，咳嗽上逆，咳唾脓血，不得卧，小便数而欠，遗失不禁。

〔标病〕洒淅寒热，伤风自汗，肩背痛冷，臑臂前廉痛。

气实泻之

泻子：泽泻、葶苈、桑白皮、地骨皮。

除湿：半夏、白矾、白茯苓、薏苡仁、木瓜、橘皮。

泻火：粳米、石膏、寒水石、知母、诃子。

通滞：枳壳、薄荷、干生姜、木香、厚朴、杏仁、皂荚、桔梗、紫苏梗。

气虚补之

补母：甘草、人参、升麻、黄芪、山药。

润燥：蛤蚧、阿胶、麦门冬、贝母、百合、天花粉、天门冬。

敛肺：乌梅、粟壳、五味子、芍药、五倍子。

本热清之

清金：黄芩、知母、麦门冬、栀子、沙参、紫菀、天门冬。

本寒温之

温肺：丁香、藿香、款冬花、檀香、白豆蔻、益智、缩砂仁、糯米、百部。

标寒散之

解表：麻黄、葱白、紫苏。

【肾】

藏志，属水，为天一之源。主听，主骨，主二阴。

〔本病〕诸寒厥逆，骨痿腰痛，腰冷如冰，足胻肿寒，少腹满急疝痕，大便闭泄，吐利腥秽，水液澄澈，清冷不禁，消渴引饮。

〔标病〕发热不恶热，头眩头痛，咽痛舌燥，脊股后廉痛。

水强泻之

泻子：大戟、牵牛。

泻腑：泽泻、猪苓、车前子、防己、茯苓。

水弱补之

补母：人参、山药。

补气：知母、玄参、补骨脂、砂仁、苦参。

补血：黄柏、枸杞子、熟地黄、锁阳、肉苁蓉、山茱萸、阿胶、五味子。

本热攻之

攻下：伤寒少阴证，口燥咽干，大承气汤。

本寒温之

温里：附子、干姜、官桂、蜀椒、白术。

标寒解之

解表：麻黄、细辛、独活、桂枝。

标热凉之

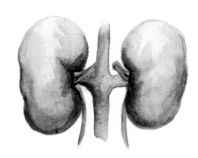

肾

清热：玄参、连翘、甘草、猪肤。

【胆】

属木，为少阳相火，发生万物，为决断之官，十一脏之主。主同肝。

〔本病〕口苦，呕苦汁，善太息，澹澹如人将捕状，目昏不眠。

〔标病〕寒热往来，痁疟，胸胁痛，头额痛，耳痛鸣聋，瘰疬结核马刀，足小趾、次趾不用。

实火泻之

泻胆：龙胆、牛胆、猪胆、生蕤仁、生酸枣仁、黄连、苦茶。

虚火补之

温胆：人参、细辛、半夏、炒蕤仁、炒酸枣仁、当归、地黄。

本热平之

降火：黄芩、黄连、芍药、连翘、甘草。

镇惊：黑铅、水银。

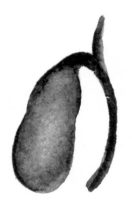

胆

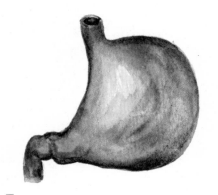

胃

标热和之

和解：柴胡、芍药、黄芩、半夏、甘草。

【胃】

属土，主容受，为水谷之海。主同脾。

〔本病〕噎膈反胃，中满肿胀，呕吐泻痢，霍乱腹痛，消中善饥，不消食，伤饮食，胃管当心痛，支两胁。

〔标病〕发热蒸蒸，身前热，身前寒，发狂谵语，咽痹，上齿痛，口眼喎斜，鼻痛鼽衄赤齄。

胃实泻之

湿热：大黄、芒硝。

饮食：巴豆、神曲、山楂、阿魏、硇砂、郁金、三棱、轻粉。

胃虚补之

湿热：苍术、白术、半夏、茯苓、橘皮、生姜。

寒湿：干姜、附子、草果、官桂、丁香、肉豆蔻、人参、黄芪。

本热寒之

降火：石膏、地黄、犀角、黄连。

标热解之

解肌：升麻、葛根、豆豉。

【大肠】

属金，主变化，为传送之官。

〔本病〕大便闭结，泻痢下血，里急后重，痔痔脱肛，肠鸣而痛。

〔标病〕齿痛喉痹，颈肿口干，咽中如核，鼽衄目黄，手大指、次指痛，宿食发热寒栗。

肠实泻之

热：大黄、芒硝、桃花、牵牛、巴豆、郁李仁、石膏。

气：枳壳、木香、橘皮、槟榔。

肠虚补之

气：皂荚。

燥：桃仁、麻仁、杏仁、地黄、乳香、松子、当归、肉苁蓉。

湿：白术、苍术、半夏、硫黄。

陷：升麻、葛根。

脱：龙骨、白垩、诃子、粟壳、乌梅、白矾、赤石脂、禹余粮、石榴皮。

本热寒之

清热：秦艽、槐角、地黄、黄芩。

本寒温之

温里：干姜、附子、肉豆蔻。

标热散之

解肌：石膏、白芷、升麻、葛根。

【小肠】

主分泌水谷，为受盛之官。

〔本病〕大便水谷下利，小便短，小便闭，小便血，小便自利，大便后血，小肠气痛，宿食夜热旦止。

〔标病〕身热恶寒，嗌痛颔肿，口糜耳聋。

实热泻之

气：木通、猪苓、滑石、瞿麦、泽泻、灯心草。

血：地黄、蒲黄、赤茯苓、栀子、牡丹皮。

虚寒补之

气：白术、楝实、茴香、砂仁、神曲、扁豆。

血：桂心、延胡索。

本热寒之

降火：黄柏、黄芩、黄连、连翘、栀子。

标热散之

解肌：藁本、羌活、防风、蔓荆。

【膀胱】

主津液，为胞之府，气化乃能出，号州都之官，诸病皆干之。

〔本病〕小便淋沥，或短数，或黄赤，或白，或遗矢，或气痛。

〔标病〕发热恶寒，头痛，腰脊强，鼻窒，足小趾不用。

实热泻之

泻火：滑石、猪苓、泽泻、茯苓。

下虚补之

热：黄柏、知母。

寒：桔梗、升麻、益智、乌药、山茱萸。

本热利之

降火：地黄、栀子、茵陈、黄柏、牡丹皮、地骨皮。

标寒发之

发表：麻黄、桂枝、羌活、苍术、防己、黄芪、木贼。

百病主治药

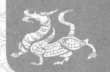

BAIBINGZHUZHIYAO

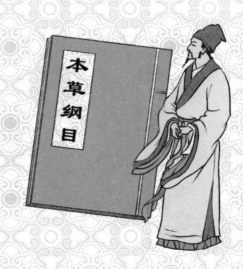

伤寒热病

寒乃标,热乃本。春为温,夏为热,秋为瘅,冬为寒,四时天行为疫疠。

【发表】

草部

麻黄、羌活:太阳、少阴。

苍术:太阴。

荆芥、薄荷、紫苏:并发四时伤寒不正之汗。

香薷:四时伤寒不正之气。为末,热酒服,取汗。

艾叶:时气温疫,煎服取汗。

谷菜

豆豉:治数种伤寒,同葱白,发汗通关节。

生姜、小蒜、葱白。

果木

茗茶:并发汗。

杏仁:同酢煎,发时行温病汗。

【攻里】

草部

大黄:阳明、太阴、少阴、厥阴,燥热满痢诸证。

栝楼实:利热实结胸。

甘遂:寒实结胸。

葶苈:结胸狂躁。

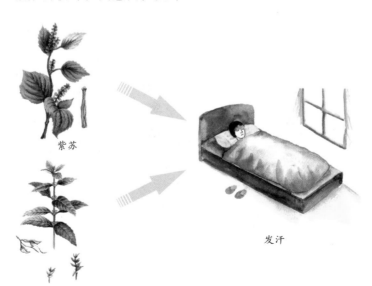

紫苏

薄荷

发汗

紫苏、薄荷发汗

大戟、芫花：胁下水饮。

荛花：行水。

蜀漆：行水。

千里及：主天下疫气，煮汁吐利。

果木

桃仁：下瘀血。

巴豆：寒热结胸。

【和解】

草部

柴胡：少阳寒热诸证。伤寒余热，同甘草煎服。

半夏、黄芩、芍药、牡丹、贝母、甘草：并主寒热。

白术、葳蕤、白薇、白鲜皮、防风、防己：并主风温、风湿。

泽泻、秦艽、海金沙、木通、海藻：并主湿热。

知母、玄参、连翘、天门冬、麦门冬、栝楼根：并主热病烦渴。

前胡、恶实、射干、桔梗：并主痰热咽痛。

地黄：温毒发斑，熬黑膏服。同薄荷汁服，主热瘴昏迷。

蕙草、白头翁：热痢。

五味子：咳嗽。

苦参：热病狂邪，不避水火。蜜丸服。

龙胆草：伤寒发狂。末服二钱。

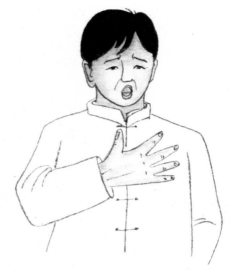

胸闷

青黛：阳毒发斑，及天行头痛寒热。水研服。

薄荷：温病初得，头痛壮热。捣汁服。

芦根：伤寒内热，时疾烦闷。煮汁服。

谷部

黑大豆：疫疠发肿，炒熟，同甘草煎服。

赤小豆：除湿热。

薏苡仁：风湿痛。

粳米：烦热。

菜部

荠菜汁：解时行壮热。

生瓜菜汁：解阳毒壮热头痛。

果部

大枣：和营卫。

杏仁：利肺气。

桃仁：行血。

乌梅：烦渴及蛔厥。

橘皮：呕哕痰气。

梨汁：热毒烦渴。木皮，伤寒温病，同甘草、秫米、锅煤服。

禽部

鸡子：伤寒发斑下痢。生吞一枚，治伤寒发狂烦躁。打破煮浑入浆啜之，治天行不解。

【温经】

人参：伤寒厥逆发躁，脉沉，以半两煎汤，调牛胆、南星末服。坏证不省人事，一两煎服，脉复即苏。夹阴伤寒，小腹痛，呕吐厥逆，脉伏，同姜、附煎服，即回阳。

附子：治三阴经证，及阴毒伤寒，阴阳易病。

草乌头：阴毒。插入谷道中。

谷菜

黑大豆：阴毒。炒焦投酒热服，取汗。

韭根：阴阳易病。

葱白：阴毒。炒热熨脐。

果部

蜀椒：阴毒。入汤液用。

胡椒：阴毒。同葱白、麝香和蜡作挺，插入茎内，出汗愈。

【食复劳复】

草部

麦门冬：伤寒后小劳，复作发热。同甘草、竹叶、粳米煎服。

胡黄连：劳复。同栀子丸服。

芦根：劳复食复。煮汁服。

谷果

饭：伤寒多食，复作发热。烧末饮服。

麹：食复。煮服。

橘皮：食复。水煎服。

木石

枳壳：劳复发热。同栀子、豉、浆水煎服。

栀子：食复发热，上方加大黄。劳复发热，同枳壳、猳鼠屎、葱白煎服。

胡粉：食复劳复。水服少许。

凝水石：解伤寒劳复。

鳖甲：食复劳复。烧研水服。

抱出鸡子壳：劳复。炒研汤服一合，取汗。

马屎：劳复。烧末冷酒服。

砧上垢：食复劳复。同病人足下土、鼠屎煎服。

饭箩：食复。烧灰水服。

火热

有郁火、实火、虚火，气分热、血分热、五脏热、十二经热。

【升散】

草部

柴胡：平肝、胆、三焦、包络相火，除肌热潮热，寒热往来，小儿骨热疳热，妇人产前产后热。虚劳发热，同人参煎服。

升麻：解肌肉热，散郁火。

葛根：解阳明烦热，止渴散郁火。

羌活：散火郁发热。

白芷：散风寒身热，浴小儿热。

薄荷汁：骨蒸劳热。

水萍：暴热身痒，能发汗。

香附：散心腹客热气郁。

【泻火】

草部

黄连：泻肝、胆、心、脾火，退客热。

黄芩：泻肺及大肠火，肌肉骨蒸诸热。肺热如火燎，烦躁咳嗽引饮，一味煎服。

胡黄连：骨蒸劳热，小儿疳热，妇人胎蒸。

秦艽：阳明湿热，劳热潮热骨蒸。

沙参：清肺热。

桔梗：肺热。

龙胆：肝胆火，胃中伏热。

青黛：五脏郁火。

蛇莓、白鲜皮、大青：并主时行腹中大热。

连翘：少阳阳明三焦气分之火。

青蒿：热在骨间。

恶实：食前挼吞三枚，散诸结节筋骨烦热毒。

灯笼草：骨热肺热。

积雪草：暴热，小儿热。

虎杖：压一切热毒。

茵陈：去湿热。

景天：身热，小儿惊热。

钩藤：平心肝火，利小便。同甘草、滑石服，治小儿惊热。

酸浆、防己、木通、通草、灯心、泽泻、车前、地肤、石韦、瞿麦：并利小便，泄火热。

乌韭：热在肠胃。

屋游：热在皮肤。

土马骏：骨热烦败。

大黄：泻诸实热不通，足太阴手足阳明厥阴五经血分药。

菜果 ————————

莙莲子、李叶、桃叶、枣叶。

木部 ————————

楮叶、楝实、阳桃、秦皮、梓白皮：并浴小儿身热。

栀子：心肺胃小肠火，解郁，利小便。

鼠李根皮：身皮热毒。

木兰皮：身热面疱。

桑白皮：虚劳肺火。

地骨皮：泻肺火、肾火、胞中火，补正气，去骨间有汗之蒸。同防风、甘草煎服。

竹叶、竹茹、竹沥：并主烦热有痰。

荆沥：热痰。

水石 ————————

雪水、冰水、井水：并除大热。

石膏：除三焦、肺、胃、大肠火，解肌发汗退热，潮热骨蒸发热，为丸散服。食积痰火，为丸服。小儿壮热，同青黛丸服。

长石：胃中热，四肢寒。

理石：营卫中大热烦毒。

方解石：胸中留热。

玄精石：风热。

凝水石：身热，皮中如火烧，烦满，水饮之，凉血降火。

食盐、卤碱：除大热。

消石：五脏积热。

朴硝：胃中结热。紫雪、碧雪、红雪、金石凌，皆解热结药也。

玄明粉：胃中实热，肠中宿垢。

虫介 ————————

白颈蚯蚓：解热毒狂烦。

雪蛆玳瑁：凉心解毒。

兽部 ————————

犀角：泻肝、凉心、清胃，解大热诸毒气。

牛黄：凉心肝。

羚羊角：风热寒热。

象牙：骨蒸热。

牛胆、猪胆、熊胆：并除肝火。

白马胫骨：煅过，降火可代芩、连。

【缓火】

草部 ————————

甘草：生用，泻三焦五脏六腑火。

黄芪：泻阴火，补元气，去虚热。无汗则发，有汗则止。

人参：与黄芪、甘草三味，为益气泻火、除肌热躁热之圣药，甘温除大热也。

麦门冬：降心火，清肺热、虚劳客热，止渴。

五味子：与人参、麦门冬三味，为清金滋水、泻火止渴、止汗生脉之剂。

天门冬：肺劳风热，丸服。阴虚

火动有痰热,同五味子丸服。妇人骨蒸,同生地黄丸服。

葳蕤:五劳七伤虚热。煎服,治发热、口干、小便少。

白术:除胃中热、肌热,止汗。妇人血虚发热,小儿脾虚骨蒸,同茯苓、甘草、芍药煎服。

茅根、地筋:客热在肠胃。

甘焦根、菰根、芦根、天花粉:并主大热烦渴。

栝楼根:润肺、降火、化痰。饮酒发热,同青黛、姜汁丸服。妇人月经不调,夜热痰嗽,同青黛、香附末服。

菜谷

山药:除烦热,凉而补。

小麦:客热烦渴,凉心。

粱米:脾胃客热。

麻仁:虚劳客热,水煎服。

果部

梨:消痰降火,凉心肺。

柿:凉肺,压胃热。

李:暴食,去骨间劳热。

乌梅:下气除热。

马槟榔:热病。嚼食。

蕉子:凉心。

甘蔗:解热。

介禽

鳖肉:同柴胡诸药丸服,治骨蒸。

鸭肉、鸽肉:并解热。

兽人

兔肉:凉补。

豪猪肉、猪肉:肥热人宜食之。

猪乳、酥酪、醍醐、人乳。

【滋阴】

草部

生地黄:诸经血热,滋阴退阳。蜜丸服,治女人发热成劳。蜜煎服,治小儿壮热,烦渴昏沉。

熟地黄:血虚劳热,产后虚热,老人虚燥。同生地黄为末,姜汁糊丸,治妇人劳热。

玄参:烦躁骨蒸,滋阴降火,与地黄同功。治胸中氤氲之气,无根之火,为圣剂。同大黄、黄连丸服,治三焦积热。

当归:血虚发热,困渴引饮,目赤面红,日夜不退,脉洪如白虎证者,同黄芪煎服。

丹参:冷热劳,风邪留热。同鼠屎末服,主小儿中风,身热拘急。

牡丹:治少阴、厥阴、血分、伏火,退无汗之骨蒸。

知母:心烦,骨热劳往来,产后蓐劳,热劳。泻肺命火,滋肾水。

木部

黄柏:下焦湿热,滋阴降火。

呕吐

有痰热，有虚寒，有积滞。

【痰热】

草部

葛根：大热呕吐，小儿呕吐。荡粉食。

泽泻：行水止吐。

香附：妊娠恶阻。同藿香、甘草煎服。

黄连、苦耽：劳乏呕逆。

麦门冬：止呕吐燥渴。

前胡：化痰止吐。

芦根：主呕逆不食，除膈间客热。水煮服。或入童尿。

赤小豆、豌豆：止呕逆。

果木

茯苓、猪苓、栀子、楸白皮、梓白皮：止呕逆，下气。

苏方木：人常呕吐，用水煎服。

杨梅：止呕吐，除烦愦。

枇杷：止吐下气。

木白皮：止呕逆。煮服大佳。

【虚寒】

草部

细辛：虚寒呕吐，同丁香末服。

苍术：暖胃消谷，止呕吐。

白术：胃虚呕逆，及产后呕吐。

人参：止呕吐，胃虚有痰，煎汁入姜汁、竹沥服。胃寒，同丁香、藿香、橘皮煎服。妊娠吐水，同干姜丸服。

艾叶：口吐清水。煎服。

半夏：呕逆厥冷，内有寒痰，同面作弹丸，煮吞之。妊娠呕吐，同人参、干姜丸服。小儿痰吐，同面包、丁香煨熟丸服。

南星：除痰下气止呕。

旋覆花：止呕逆不下食，消痰下气。

香薷：伤暑呕吐。

藿香：脾胃吐逆为要药。

木香、当归：温中，止呕逆。

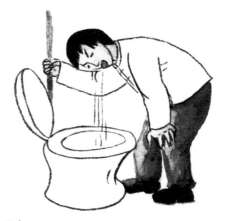

呕吐

茅香：温胃止吐。

白豆蔻：止吐逆，散冷气，胃冷忽恶心，嚼数枚酒下。小儿胃寒吐乳，同缩砂仁、甘草末饮服。

肉豆蔻：温中下气止吐，及小儿乳霍。

益智子：胃冷。

谷菜

糯米：虚寒吐逆。

烧酒、白扁豆、豇豆、干姜、生姜：煎醋食。又同半夏煎服，去痰下气，杀虫止呕吐。

芥子：胃寒吐食。

果木

橘皮：止吐消痰温中。嘈杂吐清水，去白研末，时舐之。

蜀椒：止吐杀虫。

胡椒：去胃中寒痰，食已即吐水，甚验。

荜澄茄、吴茱萸、食茱萸：并止冷吐。

厚朴：痰壅呕逆不食，姜汁炙研，米饮服。主胃冷，吐不止。

【积滞】

草谷

香附子：止呕吐，下气消食。

大黄：口中常呕淡沩，煎服。

木禽

巴豆、五灵脂：治呕吐汤药不能下者，狗胆丸服。

痢

有积滞、湿热、暑毒、虚滑、冷积、蛊毒。

【积滞】

大黄：诸痢初起。浸酒服，或同当归煎服。

巴豆：治积痢，同杏仁丸服。小儿用百草霜同化蜡丸服。

巴豆皮：同楮叶烧丸服，治一切泻痢。

藜芦：主泻痢。

紫苋、马苋：和蜜食，主产后痢。

莱菔：汁和蜜服，干者嚼之，止噤口痢。

莱菔子：下痢后重。

青木香：下痢腹痛，气滞里急，实大肠。

山楂：煮服，止痢。

荞麦粉：消积垢。鸡子白丸服，主噤口痢。

【湿热】

草部

黄连：热毒赤痢，水煎，露一夜，热服。小儿入蜜，或炒焦，同当归末、麝香米汤服。下痢腹痛，酒煎服。伤寒痢，同艾水煎服。暴痢，同黄芩煎服。气痢后重，同干姜末服。赤白日久，同盐梅烧末服；鸡子白丸服。诸痢脾泄，入猪肠煮丸。湿痢，同吴茱萸炒丸服。香连丸加减，通治诸痢。四治黄连丸，治五疳八痢。

胡黄连：热痢，饭丸服。血痢，同乌梅、灶下土末、茶服。

柴胡：积热痢。同黄芩半水半酒煎服。

青蒿：冷热久痢。同艾叶、豆豉作饼，煎服。

白蒿：夏月暴水痢。为末服。

益母草：同米煮粥，止疳痢。同盐梅烧服，止杂痢。

荆芥：烧末。

黄芩：下痢腹痛日久。同芍药、甘草用。

地黄：止下痢腹痛。汁，主蛊痢。

鸡肠草：汁，和蜜服。

车前汁：和蜜服。

蒲根：同粟米煎服。

苦参：炒焦，水服。

谷菜

绿豆：火麻汁煮。皮蒸食，二三年赤痢。

豆豉：炒焦酒服，入口即定。

小豆花：热痢，入豉汁作羹食。痢后气满不能食，煮食一顿即愈。

豇豆、豌豆、荠根茎：烧灰水服。

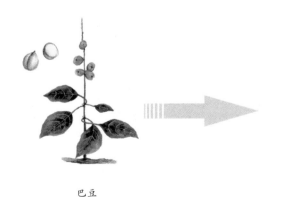

巴豆

巴豆治积滞

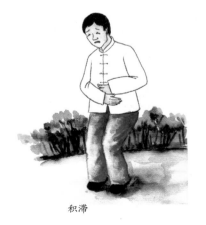

积滞

白扁豆：并主赤白痢。

豆腐：休息痢。醋煎服。

葱白：下痢腹痛。煮粥食，又煮鲫鱼鲊食。

黄瓜：小儿热痢。同蜜食。

【虚寒】

草部

甘草：泻火止痛。久痢，煎服。又浆水炙，同生姜煎服。同肉豆蔻煎服。

芍药：补脾散血，止腹痛后重。

人参：冷痢厥逆，同诃子、生姜煎服。噤口痢，同莲肉煎呷。老人虚痢，同鹿角末服。

当归：止腹痛里急后重，生血养血。久痢，吴茱萸炒过蜜丸服。

白术：胃虚及冷痢多年。

苍术：久痢。同川椒丸服。

熟艾叶：止腹痛及痢后寒热。醋煎服，或入生姜。久痢，同橘皮，酒糊丸服。

乌头：久痢。烧研蜡丸服。

附子：休息痢。鸡子白丸服。

延胡索：下痢腹痛。酒服二钱。

谷菜

大蒜：噤口痢及小儿痢，同冷水服，或丸黄丹服。

韭白：醋炒食。

生姜：久痢。同干姜作馄饨食。

麦面：炒焦服。

果木

砂糖：噤口痢。同乌梅煎呷。

虫鳞介部

蜂蜜：赤白痢。和姜汁服。

鲤鱼：暴痢。烧灰，饮服。

鲫鱼：久痢，酿五倍子烧服。血痢，酿白矾烧服。

【止涩】

草部

木贼：煎水。

营实根：疳痢。煎服。

五味子。

谷果

乌梅：止渴，除冷热痢，水煎服。血痢，同茶、醋服；同黄连丸服。休息痢，同建茶、干姜丸服。

大枣：疳痢。和光粉烧食。

【外治】

木鳖子：六个，研，以热面饼挖孔，安一半，热贴脐上，少顷再换即止。

黄丹：同蒜捣封脐，仍贴足心。

田螺：入麝捣，贴脐。

蓖麻：同硫黄捣，填脐。

胀满

有湿热，寒湿，气积，食积，血积。

【湿热】

术：除湿热，益气和中。脾胃不和，冷气客之为胀满，同陈皮丸服。

黄连：去心火及中焦湿热。

黄芩：脾经诸湿，利胸中热。

柴胡：宣畅气血，引清气上行。

桔梗：腹满肠鸣，伤寒腹胀。同半夏、橘皮煎服。

射干：主胸胁满，腹胀气喘。

薄荷、防风、车前、泽泻、木通、白芍药：去脏腑壅气，利小便，于土中泻木而补脾。

大黄：主肠结热，心腹胀满。

半夏：消心腹痰热满结，除腹胀。

小儿腹胀，以酒和丸，姜汤下，仍姜汁调，贴脐中。

忍冬：治腹胀满。

泽泻：渗湿热。

赤小豆：治热，利小便，下腹胀满，散气。

木瓜：治腹胀、善噫。

皂荚：主腹胀满。胸腹胀满，煨研丸服，取利甚妙。

枳实：消食破积，去胃中湿热。

茯苓：主心腹胀满，渗湿热。

【寒湿】

草豆蔻：除寒燥湿，开郁破气。

益智子：主客寒犯胃。腹胀忽泻，日夜不止，二两煎汤服，即止。

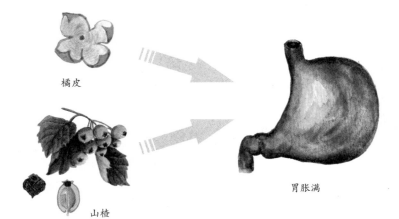

橘皮

山楂

胃胀满

橘皮、山楂治胃胀满

胡卢巴：治肾冷，腹胁胀满，面色青黑。

胡椒：虚胀腹大。同全蝎丸服。

附子：胃寒气满，不能传化，饥不能食。同人参、生姜末，煎服。

【气虚】

甘草：除腹胀满，下气。

人参：治心腹鼓痛，泻心肺脾中火邪。

姜蘖：主心腹结气。

青木香：主心腹一切气，散滞气，调诸气。

香附子：治诸气胀满。同缩砂仁、甘草为末服。

紫苏：治一切冷气，心腹胀满。

莱菔子：气胀气蛊。取汁浸缩砂仁炒七次，为末服。

生姜：下气，消痰喘胀满，亦纳下部导之。

姜皮：消胀痞，性凉。

马芹子：主心腹胀满，开胃下气。

山药：心腹虚胀，手足厥逆，或过服苦寒者。半生半炒为末，米饮服。

百合：除浮肿，腹胀痞满。

沉香：升降诸气。

【积滞】

刘寄奴穗：血气胀满。为末，酒服三钱，乃破血下胀仙药也。

蘗米：消食下气，去心腹胀满。产后腹胀，不得转气，坐卧不得，酒服一合，气转即愈。

葫蒜：下气，消谷化肉。

山楂：化积消食，行结气。

橘皮：下气破癥，除痰水滞气。

胡椒：腹中虚胀。同蝎尾、莱菔子丸服。

胡粉：化积消胀。小儿腹胀，盐炒摩腹。

咳嗽

有风寒，痰湿，火热，燥郁。

【风寒】

草菜

麻黄：发散风寒，解肺经火郁。

细辛：去风湿，泄肺破痰。

白前：风寒上气，能保定肺气，多以温药佐使。久咳唾血，同桔梗、桑白皮、甘草煎服。

百部：止暴嗽，浸酒服。三十年

嗽，煎膏服。小儿寒嗽，同麻黄、杏仁丸服。

款冬花：为温肺治嗽要药。

牛蒡根：风寒伤肺壅咳。

生姜：寒湿嗽，烧含之。久嗽，以白饧或蜜煮食。小儿寒嗽，煎汤浴之。

虫鱼

蜂房：小儿咳嗽。烧灰服。

鲫鱼：烧服，止咳嗽。

禽兽

鸡子白皮：久咳。同麻黄末服。

【痰湿】

草部

莨菪子：久嗽不止，煮炒研末，同酥煮枣食。三十年呷嗽，同木香熏黄烧烟吸。

葶苈：肺壅痰嗽。同知母、贝母、枣肉丸服。

芫花：卒得痰嗽，煎水煮枣食。有痰，入白糖，少少服。

菜谷

白芥子、蔓荆子：并主痰气咳嗽。

莱菔子：痰气咳嗽，炒研和糖含。上气痰嗽，唾脓血，煎汤服。

莱菔：痨瘦咳嗽。煮食之。

丝瓜：化痰止嗽。烧研，枣肉丸服。

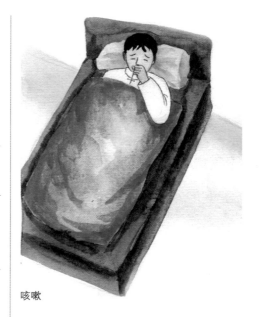
咳嗽

果木

橘皮：痰嗽，同甘草丸服。经年气嗽，同神曲、生姜、蒸饼丸服。

皂荚：咳嗽囊结。卒寒嗽，烧研，豉汤服。咳嗽上气，蜜炙丸服。又同桂心、干姜丸服。

金石

雄黄：冷痰劳嗽。

【痰火】

草部

甘草：除火伤肺咳。小儿热嗽，猪胆汁浸炙，蜜丸服。

沙参：益肺气，清肺火，水煎服。

麦门冬：心肺虚热，火嗽。嚼食甚妙，寒多人禁服。

灯笼草：肺热咳嗽喉痛。为末汤服，仍敷喉外。

知母：消痰润肺，滋阴降火。久近痰嗽，同贝母末，姜片蘸食。

谷菜

百合：肺热咳嗽。蜜蒸含之。

果木

杏仁：除肺中风热咳嗽。童尿浸，研汁熬丸，酒服。

甘蔗汁：虚热咳嗽涎唾。入青粱米煮粥食。

大枣、石蜜、刺蜜、桑叶：并主热咳。

金石

石膏：热盛喘咳，同甘草末服。热嗽痰涌如泉，煅过，醋糊丸服。

五倍子：敛肺降火，止嗽。

【虚劳】

草部

黄芪：补肺泻火，止痰嗽、自汗及咳脓血。

人参：补肺气。肺虚久嗽，同鹿角胶末煎服。化痰止嗽，同明矾丸服。喘嗽有血，鸡子清五更调服。小儿喘嗽，发热自汗，有血，同天花粉服。

五味子：收肺气，止咳嗽，乃火热必用之药。久咳肺胀，同粟壳丸服。

久嗽不止，同甘草、五倍子、风化消末噙。又同甘草、细茶末噙。

紫菀：止咳脓血，消痰益肺。肺伤咳嗽，水煎服。吐血咳嗽，同五味子丸服。久嗽，同款冬花、百部末服。小儿咳嗽，同杏仁丸服。

款冬花：肺热劳咳，连连不绝，涕唾稠黏，为温肺治嗽之最。痰嗽带血，同百合丸服。以三两烧烟，筒吸之。

地黄：咳嗽吐血。为末酒服。

柴胡：除劳热胸胁痛，消痰止嗽。

牛蒡子：咳嗽伤肺。

谷果

桃仁：急劳咳嗽。同猪肝、童尿煮，丸服。

胡桃：润燥化痰。久咳不止，同人参、杏仁丸服。

诸虫鳞介

鲫鱼头：烧研服。

鳖：骨蒸咳嗽。同柴胡诸药煮食。

禽兽

猪肾：同椒煮食。卒嗽，同干姜煮食，取汗。

羊胰：久嗽，温肺润燥。同大枣浸酒服。

羊肺、羊肉、貒骨、獭肝、阿胶：并主劳咳。

惊悸

有火，有痰，兼虚。

【清镇】

草谷

黄连：泻心肝火，去心窍恶血，止惊悸。

麦门冬、远志、丹参、牡丹皮、玄参、知母：并定心，安魂魄，止惊悸。

甘草：惊悸烦闷，安魂魄。伤寒心悸脉代，煎服。

天南星：心胆被惊，神不守舍，恍惚健忘，妄言妄见。同朱砂、琥珀丸服。

芍药：泻肝，除烦热惊狂。

人参、黄芪、白及、胡麻、山药、黄柏、柏实、茯神、茯苓、乳香、没药、血竭、酸枣仁、厚朴、震烧木：火惊失志，煮汁服。

鳞介禽兽

猪心血：同青黛、朱砂丸服，治心病邪热。

猪肾：心肾虚损。同参、归煮食。

不眠

有心虚，胆虚，兼火。

【清热】

草部

灯心草：夜不合眼。煎汤代茶。

半夏：阳盛阴虚，目不得瞑。同秫米，煎以千里流水，炊以苇火，饮之即得卧。

麦门冬：除心肺热，安魂魄。

谷菜

秫米、大豆：日夜不眠。以新布火炙熨目，并蒸豆枕之。

干姜：虚劳不眠。研末二钱，汤服取汗。

果木

乌梅、椰榆：并令人得睡。

榆荚仁：作糜羹食，令人多睡。

酸枣：胆虚烦心不得眠。炒熟为末，竹叶汤下。或加人参、茯苓、白术、甘草，煎服。或加人参、辰砂、乳香，丸服。

大枣：烦闷不眠。同葱白煎服。

乳香：治不眠，入心活血。

虫兽

蜂蜜、白鸭：煮汁。

心腹痛

有寒气，热气，火郁，食积，死血，痰澼，虫物，虚劳，中恶，阴毒。

【温中散郁】

草部

木香：心腹一切冷痛、气痛，九种心痛，妇人血气刺痛，并磨酒服。心气刺痛，同皂角末丸服。内钓腹痛，同乳、没丸服。

香附子：一切气，心腹痛，利三焦，解六郁，同缩砂仁、甘草末点服。心脾气痛，同高良姜末服。血气痛，同荔枝烧研酒服。

艾叶：心腹一切冷气鬼气，捣汁饮，或末服。同香附，醋煮丸服，治心腹小腹诸痛。

芎䓖：开郁行气。诸冷痛中恶，为末，烧酒服。

藁本：大实心痛，已用利药。同苍术煎服，彻其毒。

苍术：心腹胀痛，解郁宽中。

甘草：去腹中冷痛。

高良姜：腹内暴冷久冷痛，煮饮。心脾痛，同干姜丸服。又四制丸服。

苏子：一切冷气痛。同高良姜、橘皮等分，丸服。

姜黄：冷气痛，同桂末，醋服。小儿胎寒，腹痛，吐乳，同乳香、没药、木香丸服。

附子：心腹冷痛，胃寒蛔动，同炒栀子酒糊丸服。寒厥心痛，同郁金、橘红，醋糊丸服。

香薷：暑月腹痛。

谷部

烧酒：冷痛，入盐服。阴毒腹痛，尤宜。

黑大豆：肠痛如打。炒焦，投酒饮。

神曲：食积心腹痛。烧红淬酒服。

菜部

葱白：主心腹冷气痛，虫痛，疝痛，大人阴毒，小儿盘肠内钓痛。卒心痛，牙关紧急欲死，捣膏，麻油送下，虫物皆化黄水出。阴毒痛，炒熨脐下，并擂酒灌之。盘肠痛，炒贴脐上，并浴腹，良久尿出愈。

小蒜：十年五年心痛，醋煮饱食即愈。

韭：腹中冷痛，煮食。胸痹痛如锥刺，服汁，吐去恶血。

薤白：胸痹刺痛彻心背，喘息咳唾。同栝楼实，白酒煮服。

生姜：心下急痛。同半夏煎服，

或同杏仁煎。

干姜：卒心痛，研末服。心脾冷痛，同高良姜丸服。

芥子：酒服，止心腹冷痛。阴毒，贴脐。

马芹子：卒心痛。炒末酒服。

果部

乌梅：胀痛欲死，煮服。

大枣：急心痛，同杏仁、乌梅丸服。陈枣核仁，止腹痛。

胡桃：急心痛。同枣煨嚼，姜汤下。

橘皮：途路心痛。煎服，甚良。

胡椒：心腹冷痛。酒吞三七粒。

茱萸：心腹冷痛，及中恶心腹痛。擂酒服。叶亦可。

檖子：心腹冷痛，及中恶心腹痛。擂酒服。

木部

乌药：冷痛，磨水入橘皮、苏叶煎服。

【活血流气】

草部

当归：和血，行气，止疼。心下刺疼，酒服方寸匕。女人血气，同干漆丸服。产后痛，同白蜜煎服。

郁金：血气冷气，痛欲死。烧研醋服，即苏。

姜黄：产后血痛。同桂末酒服，血下即愈。

刘寄奴：血气。为末酒服。

红蓝花：血气。擂酒服。

大黄：干血气，醋熬膏服。冷热不调，高良姜丸服。

蒲黄：血气，心腹诸疼。同五灵脂煎醋或酒服。

丹参、牡丹、三棱、败酱。

【火郁】

草部

黄连：卒热，心腹烦痛。水煎服。

苦参：大热，腹中痛，及小腹热痛，面色青赤，煎醋服。

黄芩：小腹绞痛，小儿腹痛。得厚朴、黄连，止腹痛。

山豆根：卒腹痛。水研服，入口即定。

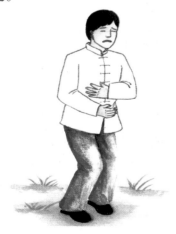

心腹痛

马兰汁：绞肠痧痛。

沙参、玄参。

谷果

生麻油：卒热心痛。饮一合。

头痛

有外感，气虚，血虚，风热，湿热，寒湿，痰厥，肾厥，真痛，偏痛。右属风虚，左属痰热。

【引经】

太阳：麻黄、藁本、羌活、蔓荆。

阳明：白芷、葛根、升麻、石膏。

少阳：柴胡、芎䓖。

太阴：苍术、半夏。

少阴：细辛。

厥阴：吴茱萸、芎䓖。

【湿热痰湿】

草部

黄芩：一味，酒浸晒研，茶服，治风湿、湿热、相火、偏正诸般头痛。

薄荷：除风热，清头目。蜜丸服。

菊花：头目风热肿痛。同石膏、芎䓖末服。

蔓荆实：头痛，脑鸣，目泪；太阳头痛。为末浸酒服。

水苏：风热痛。同皂荚、芫花丸服。

半夏：痰厥头痛，非此不除。同苍术用。

栝楼：热病头痛。洗瓢温服。

香附子：气郁头痛，同川芎末常服。偏头风，同乌头、甘草丸服。

大黄：热厥头痛。酒炒三次，为末，茶服。

钩藤：平肝风心热。

茺蔚子：血逆，大热头痛。

木通、青黛、大青、白鲜皮、茵陈、白蒿、泽兰、沙参、丹参、知母、吴蓝、景天：并主天行头痛。

菜果

竹笋：并主痰热头痛。

杨梅：头痛。为末茶服。

木石

竹茹：饮酒人头痛。煎服。

【风寒湿厥】

草谷菜果

芎䓖：风入脑户头痛，行气开郁，必用之药。风热及气虚，为末茶服。偏风，浸酒服。卒厥，同乌药末服。

防风：头面风去来。偏正头风，

同白芷，蜜丸服。

天南星：风痰头痛，同荆芥丸服。痰气，同茴香丸服。妇人头风，为末酒服。

乌头、附子：浸酒服，煮豆食，治头风。同白芷末服，治风毒痛。同川芎或同高良姜服，治风寒痛。同葱汁丸，或同钟乳、全蝎丸，治气虚痛。同全蝎、韭根丸，肾厥痛。同釜墨，止痰厥痛。

天雄：头面风去来痛。

草乌头：偏正头风。同苍术、葱汁丸服。

白附子：偏正头风，同牙皂末服。痰厥痛，同半夏、南星丸服。

地肤子：雷头风肿。同生姜擂酒服，取汗。

杜衡：风寒头痛初起。末服，发汗。

蒴藋：煎酒取汁。

蓖麻子：同川芎烧服，取汗。

草薢：同虎骨、旋覆花末服，取汗。

南藤：酿酒服，并治头风。

通草：烧研酒服，治洗头风。

菖蒲：头风泪下。

杜若：风入脑户，痛肿涕泪。

胡卢巴：气攻痛。同三棱、干姜末，酒服。

牛膝：脑中痛。

当归：煮酒。

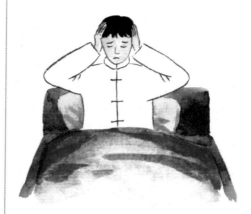

头痛

地黄、芍药：并血虚痛。

葳蕤、天麻、人参、黄芪：并气虚痛。

苍耳、大豆黄卷：并头风痹。

胡麻：头面游风。

百合：头风目眩。

胡荽、葱白、生姜：并风寒头痛。

杏仁：时行头痛，解肌。风虚痛欲破，研汁入粥食，得大汗即解。

木石虫兽

柏实：并主头风。

桂枝：伤风、头痛、自汗。

乌药：气厥头痛，及产后头痛，同川芎末，茶服。

皂荚：时气头痛，烧研，同姜、蜜，水服，取汗。

山茱萸：脑骨痛。

辛夷、伏牛花、空青、曾青：并

风眩头痛。

石硫黄：肾厥头痛、头风，同消石丸服。同胡粉丸服。同食盐丸服。同乌药丸服。

蜂子、全蝎、白僵蚕：葱汤服。或入高良姜，或以蒜制为末服，治痰厥、肾厥痛。

白花蛇：脑风头痛，及偏头风。同南星、荆芥诸药末服。

羊肉：头脑大风，汗出虚劳。

羊屎：雷头风。焙研酒服。

【外治】

谷精草：为末嗜鼻，调糊贴脑，烧烟熏鼻。

延胡索：同牙皂、青黛为丸。

瓜蒂、藜芦、细辛、苍耳子、大黄、远志、荜茇、高良姜、牵牛：同砂仁、杨梅末。

雄黄：同细辛。

玄精石、消石、人中白：同地龙末、羊胆为丸。

旱莲汁、萝卜汁、大蒜汁、苦瓠汁：并嗜鼻。

艾叶：揉丸嗅之，取出黄水。

半夏烟、木槿子烟、龙脑烟：并熏鼻。

灯火：焠之。

荞麦面：作大饼，更互合头，出汗。或作小饼，贴四眼角，灸之。

黄蜡：和盐作兜鍪，合之即止。

茱萸叶：蒸热枕之，治大寒犯脑痛，亦浴头。

桐木皮、冬青叶、石南叶、牡荆根、槵子皮、莽草、葶苈、豉汁、驴头汁：并治头风。

柚叶：同葱白。

山豆根、南星：同川乌。

乌头、草乌头：同栀子、葱汁。

乳香：同蓖麻仁。

决明子：并贴太阳穴。

露水：八月朔旦取，磨墨点太阳穴，止头疼。

桂木：阴雨即发痛，酒调，涂顶额。

井底泥：同消、黄敷。

朴硝：热痛，涂顶上。

诃子：同芒硝、醋摩之。

牛蒡根：同酒煎膏摩之。

绿豆：作枕去头风。决明、菊花皆良。

麦面：头皮虚肿，薄如裹水。口嚼敷之良。

栀子：蜜和敷舌上，追涎去风，甚妙。

眼目

有赤目传变，内障昏盲，外障翳膜，物伤眯目。

【赤肿】

草部

黄连：消目赤肿，泻肝胆心火，不可久服。赤目痛痒，出泪羞明，浸鸡子白点。蒸人乳点。同冬青煎点。同干姜、杏仁煎点。水调贴足心。烂弦风赤，同人乳、槐花、轻粉蒸熨。风热盲翳，羊肝丸服。

黄芩：消肿赤瘀血。

芍药：目赤涩痛，补肝明目。

葳蕤：目痛眦烂泪出。赤目涩痛，同芍药、当归、黄连煎洗。

薄荷：去风热。烂弦，以姜汁浸研，泡汤洗。

荆芥：头目一切风热疾。为末酒服。

防己：目睛暴痛。酒洗三次，末服。

地黄：血热，睡起目赤，煮粥食。暴赤痛，小儿蓐内目赤，并贴之。

地肤子：风热赤目，同地黄作饼，晒研服。

苦参、细辛：并明目，益肝胆，止风眼下泪。

五味子：同蔓荆子煎，洗烂弦。

谷菜

豆腐：热贴。

黑豆：袋盛泡热，互熨数十次。

生姜：目暴赤肿。取汁点之。

干姜：目睛久赤，及冷泪作痒，泡汤洗之。取粉点之，尤妙。末，贴足心。

果部

西瓜：目干，末服。

石莲子：眼赤痛。同粳米作粥食。

梨汁：点胬肉。赤目，入腻粉、黄连末。

甘蔗汁：合黄连煎，点暴赤肿。

杏仁：同古钱埋之，化水点目中赤脉。同腻粉，点小儿血眼。油烧烟，点胎赤眼。

木部

黄柏：目热赤痛，泻阴火。时行赤目，浸水蒸洗。婴儿赤目，浸人乳点。

栀子：目赤热痛，明目。

枸杞根皮：洗天行赤目。

槐花：退目赤。胎赤，以枝磨铜器汁涂之。

丁香：百病在目。同黄连煎乳点

之。

蕤核仁：和胡粉、龙脑，点烂赤眼。

桑叶：赤目涩疼。为末，纸卷烧烟熏鼻中。

水土

热汤：沃赤目。

金石

玛瑙：熨赤烂。

水精、玻璃：熨热肿。

介鳞

田螺：入盐化汁，点肝热目赤。入黄连、珍珠，止目痛。入铜绿，点烂眼。

蚌：赤目、目暗，入黄连，取汁点。

禽兽

乌鸡胆、鸭胆、鸡子白：并点赤目。

鸡卵白皮：风眼肿痛。同枸杞白皮嗜鼻。

鸡冠血：点目泪不止。

驴乳：浸黄连，点风热赤目。

猪胆、犬胆、羊胆：蜜蒸九次。

【昏盲】

草部

人参：益气明目。酒毒目盲，苏木汤调末服。小儿惊后，瞳人不正，同阿胶煎服。

黄精：补肝明目。同蔓荆子九蒸九晒为末，日服。

玄参：补肾明目。赤脉贯瞳，猪肝蘸末服。

当归：内虚目暗。同附子丸服。

地黄：补阴，主目䀮䀮无所见。补肾明目，同椒红丸服。

麦门冬：明目轻身，同地黄、车前丸服。

决明子：除肝胆风热，淫肤赤白膜，青盲。益肾明目，每旦吞一匙，百日后夜见物光。补肝明目，同蔓荆酒煮为末，日服。积年失明，青盲雀目，为末，米饮服；或加地肤子丸服。

营实：目热暗。同枸杞子、地肤子丸服。

淫羊藿：病后青盲，同淡豉煎服。小儿雀目，同蚕蛾、甘草、射干末，入羊肝内煮食。

天麻、芎藭、草薢：并补肝明目。

菊花：风热，目疼欲脱，泪出，养目去盲，作枕明目。叶同。

五味子：补肾明目，收瞳子散。

覆盆子：补肝明目。

柴胡：目暗，同决明子末，人乳和敷目上，久久目视五色。

谷菜

大豆：肝虚目暗。牛胆盛之，夜吞三七粒。

葱白：归目益精，除肝中邪气。

葱实：煮粥食，明目。

芥子：雀目，炒末，羊肝煮食。授入目中，去翳。

果部

梅核仁、胡桃：并明目。

石蜜：明目，去目中热膜，同巨胜子丸服。

木部

桂、辛夷、枳实、山茱萸：并明目。

沉香：肾虚目黑。同蜀椒丸服。

槐子：久服，除热明目除泪。煮饮。或入牛胆中风干吞之。或同黄连末丸服。

五加皮：明目。浸酒，治目僻目瞤。

黄柏：目暗，每旦含洗，终身无目疾。

金石

丹砂：目昏内障，神水散大。同磁石、神曲丸服。

食盐：洗目，明目止泪。

虫介鳞部

蜂蜜：目肤赤胀。肝虚雀目，同蛤粉、猪肝煮食。

蚌粉：雀目夜盲。同猪肝、米泔煮食。与夜明砂同功。

玳瑁：迎风目泪，肝肾虚热也。

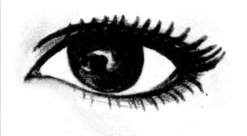

眼目

同羚羊角、石燕子末服。

鲫鱼：热病目暗，作臛食。脔肉，贴之。

鲤鱼脑：和胆，点青盲。

禽兽

雄鸡胆：目为物伤。同羊胆、鲫鱼胆点。

乌鸡肝：风热目暗。作羹食。

猪肝：补肾明目。雀目，同海螵蛸、黄蜡煮食。

牛肝：补肝明目。

犬胆：肝虚目暗，同萤火末点。目中脓水，上伏日酒服。

牛胆：明目，酿槐子吞。酿黑豆吞。和柏叶、夜明砂丸服。

鹿茸：补虚明目。同古钱埋之，化水点目中赤脉。同腻粉，点小儿血眼。油烧烟，点胎赤眼。

耳

耳鸣、耳聋。有肾虚，有气虚，有郁火，有风热。耳痛是风热，聤耳是湿热。

【补虚】

草谷

熟地黄、当归、肉苁蓉、菟丝子、枸杞子：肾虚耳聋。诸补阳药皆可通用。

百合：为末，日服。

石禽兽

鸡子：作酒，止耳鸣。和蜡炒食，治聋。

羊肾：补肾治聋。脊骨，同磁石、白术诸药煎服。

【耳痛】

草木

连翘、柴胡、黄芩、龙胆、鼠黏子、商陆：塞。

楝实、牛蒡根：熬汁。

蓖麻子：并涂。

木鳖子：耳卒热肿，同小豆、大黄，油调涂。

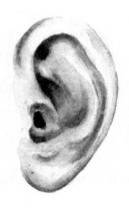

耳

木香：以葱黄染鹅脂，蘸末内入。

菖蒲：作末炒罨，甚效。

郁金：浸水滴。

水石

矾石（化水）、芒硝水。磨刀水：并滴。

蚯蚓屎：涂。

炒盐：枕。

虫兽

蛇蜕：耳忽大痛，如虫在内走，或流血水，或干痛，烧灰吹入，痛立止。

鳝血：滴。

穿山甲：同土狗吹。

麝香：通窍。

鼻

鼻渊，流浊涕，是脑受风热。鼻鼽，流清涕，是脑受风寒，包热在内。脑崩臭秽，是下虚。鼻窒，是阳明湿热，生息肉。鼻齇，是阳明风热及血热，或脏中有虫。鼻痛，是阳明风热。

【窒瘜】

【内治】

草菜

白薇：肺实鼻塞，不知香臭。同贝母、款冬、百部为末服。

小蓟：煎服。

果木

荜澄茄：同薄荷、荆芥丸服。

鳞兽

蛇肉：肺风鼻塞。

羊肺：鼻息。同白术、肉苁蓉、干姜、芎䓖为末，日服。

【外治】

细辛：鼻齆，不闻香臭。时时吹之。

皂荚、麻鞋灰、礜石、麝香：并吹。

蒺藜：同黄连煎汁，灌入鼻中，嚏出息肉如蛹。

雄黄：一块塞，不过十日，自落。

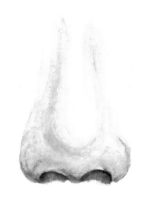

鼻

【鼻痛】

石硫黄：搽。

酥、羊脂：并涂之。

【鼻干】

黄米粉：小儿鼻干无涕，脑热也。同矾末，贴囟门。

【赤齇】

【内治】

使君子：酒齇面疮。以香油浸润，卧时嚼三五个，久久自落。

苍耳叶：酒蒸焙研服。

栀子：鼻齇面疮。炒研，黄蜡丸服；同枇杷叶为末，酒服。

橘核：鼻赤酒齇。炒研三钱，同胡桃一个，擂酒服。

【外治】

黄连：鼻鼽。同天仙藤灰，油调搽。

蜀葵花：夜涂旦洗。

牵牛：鸡子白调，夜涂旦洗。

银杏：同酒糟嚼敷。

硫黄：同枯矾末，茄汁调涂。或加黄丹，或加轻粉。

槟榔：同硫黄、龙脑涂，仍研蓖麻、酥油搽。

大风子：同硫黄、轻粉、木鳖子涂。

口舌

舌苦是胆热，甘是脾热，酸是湿热，涩是风热，辛是燥热，咸是脾湿，淡是胃虚，麻是血虚，生胎是脾热闭，出血是心火郁，肿胀是心脾火毒，疮裂是上焦热，木强是风痰湿热，短缩是风热。舌出数寸有伤寒、产后、中毒、大惊数种。口糜是膀胱移热于小肠，口臭是胃火食郁。喉腥是肺火痰滞。

【舌胀】

草谷

甘草：木强肿胀塞口，不治杀人。浓煎噙漱。

芍药：同甘草煎。

木部

龙脑香：伤寒舌出数寸。掺之随消。

冬青叶：舌胀出口。浓煎浸之。

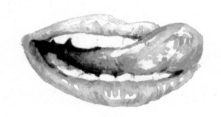

口舌

虫鳞禽兽

五倍子：并掺之。

鸡冠血：中蜈蚣毒，舌胀出口。浸之咽下。

【强痹】

雄黄：中风舌强。同荆芥末，豆淋酒服。

皂荚、矾石：并擦痰壅舌麻。

【舌苦】

柴胡、黄芩、苦参、黄连、龙胆：泻胆。

麦门冬：清心。

细辛：同白豆蔻含。

【口臭】

草菜

大黄：烧研揩牙。

香薷、鸡苏、藿香、益智、缩砂仁、草果、山姜、高良姜、山奈、甘松、杜若、香附：掺牙。

咽喉

咽痛是君火，有寒包热。喉痹是相火，有嗌疸，俗名走马喉痹，杀人最急，惟火及针烁效速，次则拔发咬指，吐痰嚏鼻。

【降火】

草部

甘草：缓火，去咽痛，蜜炙煎服。肺热，同桔梗煎。

知母、黄芩：并泻肺火。

薄荷、荆芥、防风：并散风热。

玄参：去无根之火。急喉痹，同鼠黏子末服。发斑咽痛，同升麻、甘草煎服。

恶实：除风热，利咽膈。喉肿，同马兰子末服。悬雍肿痛，同甘草煎咽，名开关散。

麦门冬：虚热上攻咽痛。同黄连丸服。

乌蔹莓：同车前、马蔺杵汁咽。

通草：含咽，散诸结喉痹。

灯心草：烧灰，同盐吹喉痹甚捷。同蓬砂，同箬叶灰皆可。同红花灰，酒服一钱，即消。

白芷：同雄黄水和，涂顶。

谷部

豆豉：咽生息肉。刺破出血，同盐涂之，神效。

白面：醋和涂喉外。

果木

西瓜汁、橄榄、无花果、苦茗：并噙咽。

吴茱萸：醋调涂足心。

龙脑香：同黄柏、灯心草、白矾烧吹。

兽部

牛靥：喉痹。

猪肤：咽痛。

猪胆：腊月盛黄连、朴硝，风干吹之。

【风痰】

草部

菖蒲汁：和烧铁锤焠酒服。

蛇床子：冬月喉痹，烧烟熏之，其痰自出。

蓖麻油：烧燃熏焠，其毒自破。蓖麻仁，同朴硝，研水服，取吐。

麻黄：咽痛痒。烧熏。

高良姜：同皂荚吹鼻。

谷菜

饴糖、大豆汁：并含咽。

韭根、蕹根、芥子：并敷喉外。

百合、桑耳：并浸蜜含。

生姜汁：和蜜服，治食诸禽中毒，

咽肿痹。

果木

秦椒、瓜蒂：并吐风痰。

桃皮、荔枝根：并煮含。

杏仁：炒，和桂末服。

皂荚：急喉痹。生研点之，即破，外以醋调涂之。按水灌。

楮实：水服一个。

金石

雄黄：磨水服，同巴豆研服，取吐下。或入瓶烧烟熏鼻，追涎。

鳞介

鲤鱼胆：同灶底灰，涂喉外。

禽兽

猪脑：喉痹已破。蒸熟，入姜食之。

牙齿

牙痛，有风热，湿热，胃火，肾虚，虫龋。

【风热、湿热】

草部

秦艽：阳明湿热。

黄芩：中焦湿热。

白芷：阳明风热。同细辛掺。入朱砂掺。

黄连：胃火湿热。牙痛恶热，揩

之立止。

升麻：阳明本经药，主牙根浮烂疳䘌。胃火，煎漱。

羌活：风热，煮酒漱。同地黄末煎服。

荆芥：风热。同葱根、乌柏根煎服。

细辛：和石灰掺。

缩砂仁：嚼。

附子尖：同天雄尖、蝎梢末，点之即止。

大黄：胃火牙痛。烧研揩牙。同地黄贴之。

生地黄：牙痛牙长，并含咋之。食蟹龈肿，皂角蘸汁炙研，掺之。

苍术：盐水浸烧，揩牙，去风热、湿热。

香附：同青盐、生姜，日擦固齿。同艾叶煎漱。

高良姜：同蝎。

青木香：并擦牙。

薰草：同升麻、细辛。

谷菜 —————

薏苡根、胡麻、黑豆：并煎漱。

水芹：利口齿。

赤小豆、老姜：同矾。

干姜：同椒。

鸡肠草：同旱莲、细辛。

丝瓜：烧。并同盐擦。

大蒜：煨擦。

木耳：同荆芥。

土石 —————

朴硝：皂荚煎过，擦风热，及食蟹龈肿。

【肾虚】

草菜 —————

旱莲草：同青盐炒焦，揩牙，乌须固齿。

补骨脂：同青盐日揩。风虫，同

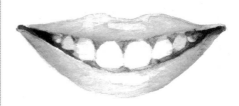

牙齿

乳香。

蒺藜：打动牙痛，擦漱。

骨碎补：同乳香塞。

独蒜：熨。

甘松：同硫黄煎漱。

牛膝：含漱。

【虫䘌】

草部 —————

桔梗：同薏苡根，水煎服。

大黄：同地黄贴。

覆盆子：点目取虫。

细辛、莽草、苦参、恶实：并煎漱。

附子：塞孔，又塞耳。

果木 —————

银杏：食后生嚼一二枚。

皂荚子：醋煮烙之。

胡桐泪：为口齿要药。热湿牙痛，及风疳䘌齿骨槽风，为末，入麝，夜夜贴之。宣露臭气，同枸杞根漱。䘌黑，同丹砂、麝香掺。

巴豆：风虫，绵裹咬。烧烟熏。同蒜塞耳。

草部

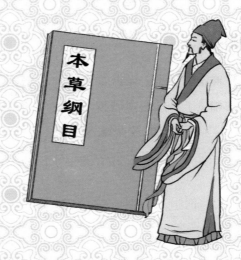

甘草

《神农本草经》上品

■释名 蜜甘、国老。〔弘景曰〕国老即帝师之称，虽非君而为君所宗，是以能安和草石而解诸毒也。〔甄权曰〕诸药中甘草为君，治七十二种乳石毒，解一千二百般草木毒，调和众药有功，故有国老之号。

■集解 〔李时珍曰〕按沈括《笔谈》云：《本草》注引《尔雅》蘦大苦之注为甘草者，非矣。郭璞之注，乃黄药也，其味极苦，故谓之大苦，非甘草也。甘草枝叶悉如槐，高五六尺，但叶端微尖而糙涩，似有白毛，结角如相思角，作一本生，至熟时角拆，子如小扁豆，极坚，齿啮不破，今出河东西界。寇氏《衍义》亦取此说，而不言大苦非甘草也。以理度之，郭说形状殊不相类，沈说近之。今人惟以大径寸而结紧断纹者为佳，谓之粉草。其轻虚细小者，皆不及之。刘绩《霏雪录》言安南甘草大者如柱，土人以架屋，不识果然否也？

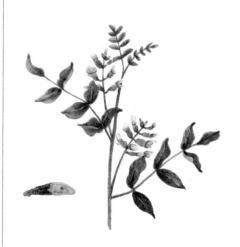

甘草

根

【气味】 甘，平，无毒。

【主治】 五脏六腑寒热邪气，坚筋骨，长肌肉，倍气力，金疮尰，解毒。久服轻身延年。（《神农本草经》）

温中下气，烦满短气，伤脏咳嗽，止渴，通经脉，利血气，解百药毒，为九土之精，安和七十二种石，一千二百种草。（《名医别录》）

主腹中冷痛，治惊痫，除腹胀满，补益五脏，养肾气内伤，令人阴不痿，

主妇人血沥腰痛，凡虚而多热者加用之。（甄权）

安魂定魄，补五劳七伤，一切虚损，惊悸烦闷健忘，通九窍，利百脉，益精养气，壮筋骨。（《大明》）

生用泻火热，熟用散表寒，去咽痛，除邪热，缓正气，养阴血，补脾胃，润肺。（李杲）

吐肺痿之脓血，消五发之疮疽。（好古）

解小儿胎毒惊痫，降火止痛。（时

珍）

【主治】生用治胸中积热，去茎中痛，加酒煮延胡索、苦楝子尤妙。（元素）

【主治】生用能行足厥阴、阳明二经污浊之血，消肿导毒。（震亨）

主痈肿，宜入吐药。（时珍）

【发明】〔震亨曰〕甘草味甘，大缓诸火，黄中通理，厚德载物之君子也。欲达下焦，须用梢子。

〔杲曰〕甘草气薄味厚，可升可降，阴中阳也。阳不足者，补之以甘。甘温能除大热，故生用则气平，补脾胃不足而大泻心火；炙之则气温，补三焦元气而散表寒，除邪热，去咽痛，缓正气，养阴血。凡心火乘脾，腹中急痛，腹皮急缩者，宜倍用之。其性能缓急，而又协和诸药，使之不争。故热药得之缓其热，寒药得之缓其寒，寒热相杂者用之得其平。

〔时珍曰〕甘草外赤中黄，色兼坤离；味浓气薄，资全土德。协和群品，有元老之功；普治百邪，得王道之化。赞帝力而人不知，敛神功而己不与，可谓药中之良相也。

然中满、呕吐、酒客之病，不喜其甘；而大戟、芫花、甘遂、海藻，与之相反。是亦迂缓不可以救昏昧，而君子尝见嫉于宵人之意欤？

〔颂曰〕按孙思邈《千金方》论云：甘草解百药毒，如汤沃雪。有中乌头、巴豆毒，甘草入腹即定，验如反掌。方称大豆汁解百药毒，予每试之不效，加入甘草为甘豆汤，其验乃奇也。又葛洪《肘后备急方》云：席辩刺史尝言，岭南俚人解蛊毒药，并是常用之物，畏人得其法，乃言三百头牛药，或言三百两银药。久与亲狎，乃得其详。凡饮食时，先取炙熟甘草一寸，嚼之咽汁，若中毒随即吐出。仍以炙甘草三两，生姜四两，水六升，煮二升，日三服。或用都淋藤、黄藤二物，酒煎温常服，则毒随大小溲出。又常带甘草数寸，随身备急。若经含甘草而食物不吐者，非毒物也。

附方

伤寒咽痛（少阴证）。甘草汤主之。用甘草二两（蜜水炙），水二升，煮一升半，服五合，日二服。（张仲景《伤寒论》）

肺热喉痛（有痰热者）。甘草（炒）二两，桔梗（米泔浸一夜）一两，每

服五钱，伤寒咽痛（少阴证）。甘草汤主之。用甘草二两（蜜水炙），水二升，煮一升半，服五合，日二服。（张仲景《伤寒论》）

肺热喉痛（有痰热者）。甘草（炒）二两，桔梗（米泔浸一夜）一两，每服五钱，水一钟半，入阿胶半片，煎服。（钱乙《小儿药证直诀》）

肺痿多涎。肺痿吐涎沫，头眩，小便数而不咳者，肺中冷也，甘草干姜汤温之。甘草（炙）四两，干姜（炮）二两，水三升，煮一升五合，分服。（张仲景《金匮要略》）

肺痿久嗽（涕唾多，骨节烦闷，寒热）。以甘草三两（炙），捣为末。每日取小便三合，调甘草末一钱，服之。

（《广利方》）小儿热嗽。甘草二两，猪胆汁浸五宿，炙，研末，蜜丸绿豆大，食后薄荷汤下十丸。名凉膈丸。（《圣惠方》）

初生便闭。甘草、枳壳（煨）各一钱，水半盏煎服。（《全幼心鉴》）

小儿遗尿。大甘草头煎汤，夜夜服之。（危氏《得效方》）

小儿羸瘦。甘草三两，炙焦为末，蜜丸绿豆大。每温水下五丸，日二服。（《金匮玉函》）

大人羸瘦。甘草三两（炙），每旦以小便煮三四沸，顿服之，良。（《外台秘要》）

阴头生疮。蜜煎甘草末，频频涂之，神效。（《千金方》）

黄连　

释名 王连、支连。〔时珍曰〕其根连珠而色黄，故名。

集解 〔时珍曰〕黄连，汉末李当之《本草》惟取蜀郡黄肥而坚者为善。唐时以澧州者为胜。今虽吴、蜀皆有，惟以雅州、眉州者为良。药物之兴废不同如此。大抵有二种：一种根粗无毛有珠，如鹰鸡爪形而坚实，色深黄；一种无珠多毛而中虚，黄色稍淡。各有所宜。

【气味】苦，寒，无毒。

【主治】热气，目痛眦伤泣出，明目，肠澼腹痛下痢，妇人阴中肿痛。久服令人不忘。（《神农本草经》）

主五脏冷热，久下泄澼脓血，止消渴大惊，除水利骨，调胃厚肠益胆，疗口疮。（《名医别录》）

治五劳七伤，益气，止心腹痛，惊悸烦躁，润心肺，长肉止血，天行热疾，止盗汗并疮疥。猪肚蒸为丸，治小儿疳气，杀虫。（《大明》）

治郁热在中，烦躁恶心，兀兀欲

吐，心下痞满。（元素）

主心病逆而盛，心积伏梁。（好古）

去心窍恶血，解服药过剂烦闷及巴豆、轻粉毒。（时珍）

【发明】〔杲曰〕诸痛痒疮疡，皆属心火。凡诸疮宜以黄连、当归为君，甘草、黄芩为佐。凡眼暴发赤肿，痛不可忍者，宜黄连、当归以酒浸煎之。宿食不消，心下痞满者，须用黄连、枳实。

〔弘景曰〕俗方多用黄连治痢及渴，道方服食长生。

〔慎微曰〕刘宋王微黄连赞云：黄连味苦，左右相因。断凉涤暑，阐命轻身。缙云昔御，飞跸上旻。不行而至，吾闻其人。又梁江淹黄连颂云：黄连上草，丹砂之次。御孽辟妖，长灵久视。骖龙行天，驯马匝地。鸿飞以仪，顺道则利。

〔时珍曰〕《神农本草经》、《名医别录》并无黄连久服长生之说，惟陶弘景言道方久服长生。《神仙传》载封君达、黑穴公，并服黄连五十年得仙。窃谓黄连大苦大寒之药，用之降火燥湿，中病即当止。岂可久服，使肃杀之令常行，而伐其生发冲和之气乎？《素问》载岐伯言：

五味入胃，各归所喜攻。久而增气，物化之常也。气增而久，夭之由也。王冰注云：酸入肝为温，苦入心为热，辛入肺为清，咸入肾为寒，甘入脾为至阴而四气兼之，皆增其味而益其气，故各从本脏之气为用。所以久服黄连、苦参反热，从火化也。余味皆然。久则脏气偏胜，即有偏绝，则有暴夭之道。是以绝粒肥饵之人不暴亡者，无五味偏助也。

附方

消渴尿多。用黄连末，蜜丸梧子大。每服三十丸，白汤下。（《肘后方》）

小儿下痢（赤白多时，体弱不堪）。以宣连用水浓煎，和蜜，日服五六次。（《子母秘录》）

热毒血痢。宜黄连一两，水二升，煮取半升，露一宿，空腹热服，少卧将息，一二日即止。（《千金方》）

鸡冠痔疾。黄连末敷之。加赤小豆末尤良。（《斗门方》）

痢痔脱肛。冷水调黄连末涂之，良。（《经验良方》）

牙痛恶热。黄连末掺之，立止。（李楼《奇方》）

口舌生疮。用黄连煎酒，时含呷之。赴筵散：用黄连、干姜等分，为末掺之。（《肘后方》）

人参

《神农本草经》上品

▌释名 人薓（音参）、血参、人衔、鬼盖、神草、土精、地精。〔时珍曰〕人薓年深，浸渐长成者，根如人形，有神，故谓之人薓、神草。

▌集解 〔时珍曰〕黄耆叶似槐叶而微尖小，又似蒺藜叶而微阔大，青白色。开黄紫花，大如槐花。结小尖角，长寸许。根长二三尺，以紧实如箭杆者为良。嫩苗亦可煤淘茹食。

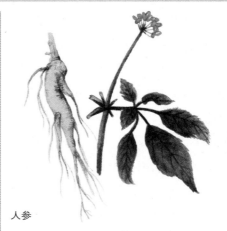

人参

【气味】 甘，微寒，无毒。

【主治】 补五脏，安精神，定魂魄，止惊悸，除邪气，明目开心益智。久服轻身延年。（《神农本草经》）

疗肠胃中冷，心腹鼓痛，胸胁逆满，霍乱吐逆，调中，止消渴，通血脉，破坚积，令人不忘。（《名医别录》）

主五劳七伤，虚损痰弱，止呕哕，补五脏六腑，保中守神。消胸中痰，治肺痿及痫疾，冷气逆上，伤寒不下食，凡虚而多梦纷纭者加之。（甄权）

治肺胃阳不足，肺气虚促，短气少气，补中缓中，泻心肺脾胃中火邪，止渴生津液。（元素）

治男妇一切虚证，发热自汗，眩晕头痛，反胃吐食，痎疟，滑泻久痢，小便频数淋沥，劳倦内伤，中风中暑，痿痹，吐血嗽血下血，血淋血崩，胎前产后诸病。（时珍）

【发明】 〔弘景曰〕人参为药切要，与甘草同功。

〔杲曰〕人参甘温，能补肺中元气，肺气旺则四脏之气皆旺，精自生而形自盛，肺主诸气故也。张仲景云，病人汗后身热亡血脉沉迟者，下痢身凉脉微血虚者，并加人参。古人血脱者益气，盖血不自生，须得生阳气之药乃生，阳生则阴长，血乃旺也。若单用补血药，血无由而生矣。《素问》言：无阳则阴无以生，无阴则阳无以化。故补气须用人参，血虚者亦须用之。《本草十剂》云：补可去弱，人参、羊肉之属是也。盖人参补气，羊肉补形，形气者，有无之象也。

〔好古曰〕洁古老人言，以沙参代人参，取其味甘也。然人参补五脏之阳，沙参补五脏之阴，安得无异？虽云补五脏，亦须各用本脏药相佐使引之。

 芦

【气味】苦，温，无毒。

【主治】吐虚劳痰饮。（时珍）

【发明】〔吴绶曰〕人弱者，以人参芦代瓜蒂。

〔震亨曰〕人参入手太阴，补阳中之阴，芦则反能泻太阴之阳。一女子性躁味厚，暑月因怒而病呃，每作则举身跳动，昏冒不知人。其形气俱实，乃痰因怒郁，气不得降，非吐不可。遂以人参芦半两，逆流水一盏半，煎一大碗饮之，大吐顽痰数碗，大汗昏睡，一日而安。

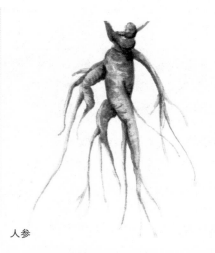

人参

🔖 附方 ─────────

胃寒气满（不能传化，易饥不能食）。人参末二钱，生附子末半钱，生姜二钱，水七合，煎二合，鸡子清一枚，打转空心服之。（《圣济总录》）

脾胃虚弱（不思饮食）。生姜半斤取汁，白蜜十两，人参末四两，银

锅煎成膏，每米饮调服一匙。（《普济方》）

喘急欲绝（上气鸣息者）。人参末，汤服方寸匕，日五六服效。（《肘后方》）

产后诸虚（发热自汗）。人参、当归等分，为末，用猪腰子一个，去膜切小片，以水三升，糯米半合，葱白二茎，煮米熟，取汁一盏，入药煎至八分，食前温服。（《永类钤方》）

房后困倦。人参七钱，陈皮一钱，水一盏半，煎八分，食前温服，日再服，千金不传。（赵永庵方）

喘咳嗽血（咳喘上气，喘急，嗽血吐血，脉无力者）。人参末每服三钱，鸡子清调之，五更初服便睡，去枕仰卧，只一服愈。年深者，再服。咯血者，服尽一两甚好。（沈存中《灵苑方》）

齿缝出血。人参、赤茯苓、麦门冬各二钱，水一钟，煎七分，食前温服，日再。苏东坡得此，自谓神奇。后生小子多患此病，予累试之，累如所言。（谈野翁《试效方》）

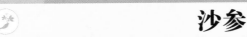 沙参 《神农本草经》上品

释名 白参、知母、羊婆奶。〔弘景曰〕此与人参、玄参、丹参、苦参是为五参，其形不尽相类，而主疗颇同，故皆有参名。〔时珍曰〕沙参白色，宜于沙地，故名。其根多白汁，俚人呼为羊婆奶。

集解 〔时珍曰〕沙参处处山原有之。其根生沙地者长尺余，大一虎口，黄土地者则短而小。根茎皆有白汁。

 根

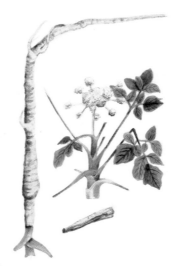

沙参

【气味】苦，微寒，无毒。

【主治】 血积惊气，除寒热，补中，益肺气。（《神农本草经》）

疗胃痹心腹痛，结热邪气头痛，皮间邪热，安五脏。久服利人。又云：羊乳主头眩痛，益气，长肌肉。（《名医别录》）

去皮肌浮风，疝气下坠，治常欲眠，养肝气，宣五脏风气。（甄权）

补虚，止惊烦，益心肺，并一切恶疮疥癣及身痒，排脓，消肿毒。（《大明》）

清肺火，治久咳肺痿。（时珍）

【发明】〔元素曰〕肺寒者，用人参；肺热者，用沙参代之，取其味甘也。

〔好古曰〕沙参味甘微苦，厥阴本经之药，又为脾经气分药。微苦补阴，甘则补阳，故洁古取沙参代人参。盖人参性温，补五脏之阳；沙参性寒，补五脏之阴。虽云补五脏，亦须各用本脏药相佐，使随所引而相辅之可也。

〔时珍曰〕人参甘苦温，其体重实，专补脾胃元气，因而益肺与肾，故内伤元气者宜之。沙参甘淡而寒，其体轻虚，专补肺气，因而益脾与肾，故金能受火克者宜之。一补阳而生阴，一补阴而制阳，不可不辨之也。

附方

肺热咳嗽。沙参半两，水煎服之。（《卫生易简方》）

卒得疝气。沙参捣筛为末，酒服方寸匕，立瘥。（《肘后方》）

妇人白带。沙参为末，每服二钱，米饮调下。（《证治要诀》）

桔梗

 《神农本草经》下品

释名 白药、梗草、荠苨。〔时珍曰〕此草之根结实而梗直，故名。

集解 〔颂曰〕今在处有之。根如小指大，黄白色。春生苗，茎高尺余。叶似杏叶而长椭，四叶相对而生，嫩时亦可煮食。夏开小花紫碧色，颇似牵牛花，秋后结子。

 根

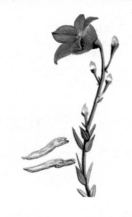

桔梗

【气味】 辛，微温，有小毒。

【主治】 胸胁痛如刀刺，腹满肠鸣幽幽，惊恐悸气。（《神农本草经》）

利五脏肠胃，补血气，除寒热风痹，温中消谷，疗喉咽痛，下蛊毒。（《名医别录》）

治下痢，破血积气，消积聚痰涎，去肺热气促嗽逆，除腹中冷痛，主中恶及小儿惊痫。（甄权）

下一切气，止霍乱转筋，心腹胀痛，补五劳，养气，除邪辟温，破症瘕肺痈，养血排脓，补内漏及喉痹。（《大明》）

利窍，除肺部风热，清利头目咽嗌，胸膈滞气及痛，除鼻塞。（元素）

治寒呕。（李杲）

主口舌生疮，赤目肿痛。（时珍）

【发明】 〔好古曰〕桔梗气微温，味苦辛，味厚气轻，阳中之阴，升也。入手太阴肺经气分及足少阴经。

〔元素曰〕桔梗清肺气，利咽喉，其色白，故为肺部引经。与甘草同行，为舟楫之剂。如大黄苦泄峻下之药，欲引至胸中至高之分成功，须用辛甘之剂升之。譬如铁石入江，非舟楫不载。所以诸药有此一味，不能下沉也。

〔时珍曰〕朱肱《活人书》治胸中痞满不痛，用桔梗、枳壳，取其通肺利膈下气也。张仲景《伤寒论》治寒实结胸，用桔梗、贝母、巴豆，取其温中消谷破积也。又治肺痈唾脓，用桔梗、甘草，取其苦辛清肺，甘温泻火，又能排脓血、补内漏也。其治少阴证二三日咽痛，亦用桔梗、甘草，取其苦辛散寒，甘平除热，合而用之，能调寒热也。

附方

胸满不痛。桔梗、枳壳等分，水二钟，煎一钟，温服。（《南阳活人书》）

骨槽风痛（牙根肿痛）。桔梗为末，枣瓤和丸皂子大，绵裹咬之。仍以荆芥汤漱之。（《经验后方》）

妊娠中恶（心腹疼痛）。桔梗一两（剉），水一钟，生姜三片，煎六分，温服。（《圣惠方》）

知母

《神农本草经》中品

释名 蚳母。〔时珍曰〕宿根之旁，初生子根，状如蚳虻之状，故谓之蚳母。

集解 〔《名医别录》曰〕知母生河内川谷，二月、八月采根曝干。

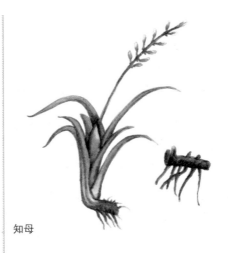

知母

【气味】苦，寒，无毒。

【主治】消渴热中，除邪气，肢体浮肿，下水，补不足，益气。（《神农本草经》）

疗伤寒久疟烦热，胁下邪气，膈中恶，及风汗内疸。多服令人泄。（《名医别录》）

心烦躁闷，骨热劳往来，产后蓐劳，肾气劳，憎寒虚烦。（甄权）

热劳传尸疰病，通小肠，消痰止嗽，润心肺，安心，止惊悸。（《大明》）

凉心去热，治阳明火热，泻膀胱、肾经火，热厥头痛，下痢腰痛，喉中腥臭。（元素）

泻肺火，滋肾水，治命门相火有

余。（好古）

安胎，止子烦，辟射工、溪毒。
（时珍）

【发明】〔权曰〕知母治诸热劳，
患人虚而口干者，加用之。

〔杲曰〕知母入足阳明、手太阴。
其用有四：泻无根之肾火，疗有汗
之骨蒸，止虚劳之热，滋化源之阴。
仲景用此入白虎汤治不得眠者，烦
躁也。烦出于肺，躁出于肾，君以
石膏，佐以知母之苦寒，以清肾之源；
缓以甘草、粳米，使不速下也。

〔时珍曰〕肾苦燥，宜食辛以润
之。肺苦逆，宜食辛以泻之。知母
之辛苦寒凉，下则润肾燥而滋阴，

上则清肺金而泻火，乃二经气分药
也。黄柏则是肾经血分药。故二药
必相须而行，昔人譬之虾与水母，
必相依附。

附方

妊娠子烦。因服药致胎气不安，
烦不得卧者。知母一两，洗焙为末，
枣肉丸弹子大。每服一丸，人参汤下。
医者不识此病，作虚烦治，反损胎气。
产科郑宗文得此方于陈藏器《本草拾
遗》中，用之良验。（杨归厚《产乳
集验方》）

紫癜风疾。醋磨知母擦之，日三次。
（《卫生易简方》）

赤箭、天麻　《神农本草经》上品

释名 独摇芝、定风草、离母、合离草、神草、鬼督邮。〔时珍曰〕赤箭以状而名，
独摇、定风以性异而名，离母、合离以根异而名，神草、鬼督邮以功而名。天麻即赤箭
之根。

集解 〔时珍曰〕《神农本草经》止有
赤箭，后人称为天麻。沈括《笔谈》云：《神
农本草》明言赤箭采根。后人谓其茎如箭，
疑当用茎，盖不然也。譬如鸢尾、牛膝，
皆因茎叶相似，则用其根，何足疑哉？上
品五芝之外，补益上药，赤箭为第一。世
人惑于天麻之说，遂止用之治风，良可惜哉。
沈公此说虽是，但根茎并皆可用。天麻子
从茎中落下，俗名"还筒子"。其根曝干，

肉色坚白，如羊角色，呼羊角天麻；蒸过
黄皱如干瓜者，俗呼酱瓜天麻，皆可用者。
一种形尖而空，薄如玄参状者，不堪用。

【气味】 辛，温，无毒。

【主治】 杀鬼精物，蛊毒恶气。
久服益气力，长阴肥健，轻身增年。

（《神农本草经》）

消痈肿，下支满，寒疝下血。（《名医别录》）

天麻主诸风湿痹，四肢拘挛，小儿风痫惊气，利腰膝，强筋力。久服益气，轻身长年。（《开宝》）

助阳气，补五劳七伤，鬼疰，通血脉，开窍。服食无忌。（《大明》）

治风虚眩晕头痛。（元素）

【发明】〔时珍曰〕天麻乃肝经气分之药。《素问》云：诸风掉眩，皆属于肝。故天麻入厥阴之经而治诸病。按罗天益云：眼黑头旋，风虚内作，非天麻不能治。天麻乃定风草，故为治风之神药。今有久服天麻药，遍身发出红丹者，是其祛风之验也。

〔宗奭曰〕天麻须别药相佐使，然后见其功，仍须加而用之。人或蜜渍为果，或蒸煮食，当深思则得矣。

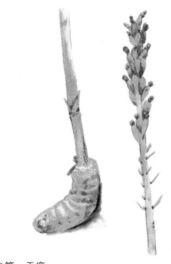

赤箭、天麻

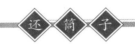

还 筒 子

【气味】味甘，性寒。

【主治】补虚定风，用于眩晕、眼黑，头风头痛，少气失精，须发早白。（时珍）

> **附方**
>
> 天麻丸。消风化痰，清利头目，宽胸利膈。治心忪烦闷，头晕欲倒，项急，肩背拘倦，神昏多睡。天麻半两，芎䓖二两，为末，炼蜜丸如芡子大。每食后嚼一丸，茶酒任下。（《普济方》）

> **附方**
>
> 益气固精。补血黑发益寿，有奇效。还筒子半两，芡实半两，金银花二两，破故纸酒浸，春三、夏一、秋二、冬五日，焙，研末二两，各研末，蜜糊丸梧子大。每服五十丸，空心盐汤温酒任下。郑西泉所传方。（邓才《杂兴方》）

三七

《纲目》

释名 山漆、金不换。〔时珍曰〕彼人言其味左三右四，故名三七，盖恐不然。或云本名山漆，谓其能合金疮，如漆粘物也，此说近之。金不换，贵重之称也。

集解 〔时珍曰〕生广西南丹诸州番峒深山中，采根曝干，黄黑色。团结者，状略似白及；长者如老干地黄，有节。

【气味】甘、微苦，温，无毒。

【主治】止血散血定痛，金刃箭伤跌仆杖疮血出不止者，嚼烂涂，或为末掺之，其血即止。亦主吐血衄血，下血血痢，崩中经水不止，产后恶血不下，血运血痛，赤目痈肿，虚咬蛇伤诸病。（时珍）

【发明】〔时珍曰〕此药近时始出，南人军中用为金疮要药，云有奇功。又云：凡杖仆伤损，瘀血淋漓者，随即嚼烂，罨之即止，青肿者即消散。若受杖时，先服一二钱，则血不冲心，杖后尤宜服之，产后服亦良。大抵此药气温、味甘微苦，乃阳明、厥阴血分之药，故能治一切血病，与骐麟竭、紫矿相同。

附方

吐血衄血。山漆一钱，自嚼米汤

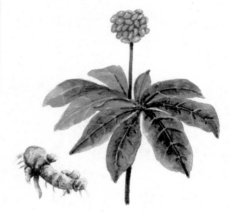

三七

送下。或以五分，加入八核汤。（《濒湖集简方》）

大肠下血。三七研末，同淡白酒调一二钱服，三服可愈。加五分入四物汤，亦可。（《濒湖集简方》）

产后血多。山漆研末，米汤服一钱。（《濒湖集简方》）

男妇赤眼。十分重者，以山漆根磨汁涂四围甚妙。（《濒湖集简方》）

无名痈肿（疼痛不止）。山漆磨米醋调涂即散。已破者，研末干涂。

叶

【主治】折伤跌仆出血，敷之即止，青肿经夜即散，余功同根。（时珍）

黄芩

《神农本草经》中品

释名 腐肠、妒妇。〔时珍曰〕芩《说文》作莶，谓其色黄也。或云芩者黔也，黔乃黄黑之色也。宿芩乃旧根，多中空，外黄内黑，即今所谓片芩，故又有腐肠、妒妇诸名。妒妇心黯，故以比之。

集解 〔《名医别录》曰〕黄芩生秭归川谷及冤句，三月三日采根阴干。

根

【气味】苦，平，无毒。

【主治】凉心，治肺中湿热，泻肺火上逆，疗上热，目中肿赤，瘀血壅盛，上部积血，补膀胱寒水，安胎，养阴退阳。（元素）

治风热湿热头疼，奔豚热痛，火咳肺痿喉腥，诸失血。（时珍）

【发明】〔元素曰〕黄芩之用有九：泻肺热，一也；上焦皮肤风热风湿，二也；去诸热，三也；利胸中气，四也；消痰膈，五也；除脾经诸湿，六也；夏月须用，七也；妇人产后养阴退阳，八也；安胎，九也。

附方

三补丸。治上焦积热，泻五脏火。黄芩、黄连、黄柏等分，为末，蒸饼丸梧子大，每白汤下二三十丸。（《丹溪纂要》）

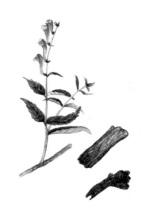

黄芩

肝热生翳（不拘大人小儿）。黄芩一两，淡豉三两，为末。每服三钱，以熟猪肝裹吃，温汤送下，日二服。忌酒面。（《卫生家宝方》）

少阳头痛（亦治太阳头痛，不拘偏正）。小清空膏：用片黄芩（酒浸透），晒干为末。每服一钱，茶酒任下。（东垣《兰室秘藏》）

眉眶作痛（风热有痰）。黄芩酒浸、白芷等分，为末。每服二钱，茶下。（《洁古家珍》）

子

【主治】肠澼脓血。（《名医别录》）

芎䓖

《神农本草经》上品

■ 释名 胡䓖、川芎。〔时珍曰〕芎本作营，名义未详。或云：人头穹窿穷高，天之象也。此药上行，专治头脑诸疾，故有芎䓖之名。以胡戎者为佳，故曰胡䓖。

■ 集解〔时珍曰〕蜀地少寒，人多栽莳，深秋茎叶亦不萎也。清明后宿根生苗，分其枝横埋之，则节节生根。八月根下始结芎䓖，乃可掘取，蒸暴货之。

 根

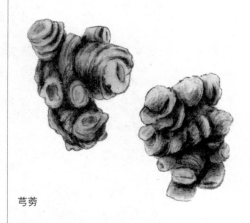

芎䓖

【气味】辛，温，无毒。

【主治】一切风，一切气，一切劳损，一切血。补五劳，壮筋骨，调众脉，破症结宿血，养新血，吐血鼻血溺血，脑痈发背，瘰疬瘿赘，痔瘘疮疥，长肉排脓，消瘀血。（《大明》）

燥湿，止泻痢，行气开郁。（时珍）

【发明】〔元素曰〕川芎上行头目，下行血海，故清神及四物汤皆用之。能散肝经之风，治少阳厥阴经头痛，及血虚头痛之圣药也。其用有四：为少阳引经，一也；诸经头痛，二也；助清阳之气，三也；去湿气在头，四也。

〔时珍曰〕芎䓖，血中气药也。肝苦急，以辛补之，故血虚者宜之。《左传》言麦麹、鞠穷御湿，治河鱼腹疾。予治湿泻每加二味，其应如响也。血痢已通而痛不止者，乃阴亏气郁，药中加芎为佐。气行血调，其病立止。此皆医学妙旨，圆机之士，始可语之。

〔宗奭曰〕沈括《笔谈》云：一族子旧服芎䓖，医郑叔熊见之云：芎䓖不可久服，多令人暴死。后族子果无疾而卒。又朝士张子通之妻，病脑风，服芎䓖甚久，一旦暴亡。皆目见者。此皆单服既久，则走散真气。若使他药佐使，又不久服，中病便已，则焉能至此哉？

〔虞抟曰〕骨蒸多汗，及气弱之人，不可久服。其性辛散，令真气走泄，而阴愈虚也。

附方 ——————

崩中下血（昼夜不止）。用芎䓖

一两，清酒一大盏，煎取五分，徐徐进之。（《千金方》）

芍药

《神农本草经》中品

[释名] 将离、犁食、白术、余容。〔时珍曰〕芍药，犹绰约也。绰约，美好貌。此草花容绰约，故以为名。

[集解]〔时珍曰〕昔人言洛阳牡丹、扬州芍药甲天下。今药中所用，亦多取扬州者。

根

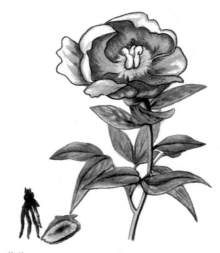

芍药

【气味】 苦，平，无毒。

【主治】 通顺血脉，缓中，散恶血，逐贼血，去水气，利膀胱大小肠，消痈肿，时行寒热，中恶腹痛腰痛。（《名医别录》）

治脏腑壅气，强五脏，补肾气，治时疾骨热，妇人血闭不通，能蚀脓。（甄权）

女人一切病，胎前产后诸疾，治风补劳，退热除烦益气，惊狂头痛，目赤明目，肠风泻血痔瘘，发背疮疥。（《大明》）

止下痢腹痛后重。（时珍）

【发明】〔元素曰〕白补赤散，泻肝补脾胃。酒浸行经，止中部腹痛。与姜同用，温经散湿通塞，利腹中痛，胃气不通。白芍入脾经补中焦，乃下利必用之药。盖泻利皆太阴病，故不可缺此。得炙甘草为佐，治腹中痛，夏月少加黄芩，恶寒加桂，此仲景神方也。其用凡六：安脾经，一也；治腹痛，二也；收胃气，三也；止泻痢，四也；和血脉，五也；固腠理，六也。

〔时珍曰〕白芍药益脾，能于土中泻木。赤芍药散邪，能行血中之滞。

附方

赤白带下（年深月久不瘥者）。取白芍药三两，并干姜半两，剉熬令黄，捣末。空心水饮服二钱匕，日再服。《广济方》：只用芍药炒黑，研末，酒服之。（《贞元广利方》）

《日华子》言赤补气，白治血，欠审矣。产后肝血已虚，不可更泻，故禁之。酸寒之药多矣，何独避芍药耶？以此颂曰张仲景治伤寒多用芍药，以其主寒热、利小便故也。

薄荷

《唐本草》

释名 蕃荷菜、南薄荷、金钱薄荷。

集解 〔时珍曰〕薄荷，人多栽莳。二月宿根生苗，清明前后分之。方茎赤色，其叶对生，初时形长而头圆，及长则尖。

茎 叶

【气味】辛，温，无毒。

【主治】作菜久食，却肾气，辟邪毒，除劳气，令人口气香洁。煎汤洗漆疮。（思邈）

通利关节，发毒汗，去愤气，破血止痢。（甄权）

疗阴阳毒，伤寒头痛，四季宜食。（士良）

治中风失音吐痰。（《日华》）

主伤风头脑风，通关格，及小儿风涎，为要药。（苏颂）

杵汁服，去心脏风热。（孟诜）

清头目，除风热。（李杲）

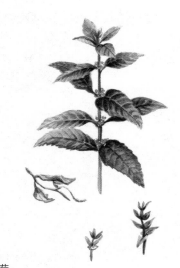

薄荷

利咽喉口齿诸病，治瘰疬疮疥，风瘙瘾疹。捣汁含漱，去舌苔语涩。挼叶塞鼻，止衄血。涂蜂螫蛇伤。（时珍）

【发明】〔元素曰〕薄荷辛凉，

气味俱薄，浮而升，阳也。故能去高巅及皮肤风热。

〔士良曰〕薄荷能引诸药入营卫，故能发散风寒。

〔宗奭曰〕小儿惊狂壮热，须此引药。又治骨蒸热劳，用其汁与众药熬为膏。猫食薄荷则醉，物相感尔。

〔好古曰〕薄荷，手、足厥阴气分药也。能搜肝气，又主肺盛有余肩背痛，及风寒汗出。

〔时珍曰〕薄荷入手太阴、足厥阴，辛能发散，凉能清利，专于消风散热，故头痛头风眼目咽喉口齿诸病，小儿惊热及瘰疬疮疥，为要药。戴原礼氏治猫咬，取其汁涂之有效，盖取其相制也。

〔陆农师曰〕薄荷，猫之酒也。犬，虎之酒也。桑葚，鸠之酒也。莴草，鱼之酒也。昝殷《食医心镜》云：薄荷煎豉汤暖酒和饮，煎茶生食，并宜。盖菜之有益者也。

附方

清上化痰（利咽膈，治风热）。以薄荷末，炼蜜丸芡子大，每噙一丸。白砂糖和之亦可。（《简便单方》）

风气瘙痒。用大薄荷、蝉蜕等分，为末。每温酒调服一钱。（《永类钤方》）

瘰疬结核（或破未破）。以新薄荷二斤（取汁），皂荚一挺（水浸去皮，捣取汁）。同于银石器内熬膏，入连翘末半两，连白青皮、陈皮、黑牵牛（半生半炒）各一两，皂荚仁一两半，同捣和，丸梧子大。每服三十丸，煎连翘汤下。（《济生方》）

衄血不止。薄荷汁滴之。或以干者水煮，绵裹塞鼻。（许学士《本事方》）

麻黄
《神农本草经》中品

释名 龙沙、卑相、卑盐。〔时珍曰〕诸名殊不可解。或云其味麻，其色黄，未审然否？张揖《广雅》云：龙沙，麻黄也。狗骨，麻黄根也。不知何以分别如此？

集解 〔《名医别录》曰〕麻黄生晋地及河东，立秋采茎，阴干令青。

〔弘景曰〕今出青州、彭城、荥阳、中牟者为胜，色青而多沫。蜀中亦有，不好。

〔恭曰〕郑州鹿台及关中沙苑河旁沙洲上最多。同州沙苑既多，其青、徐者亦不复用。

〔时珍曰〕其根皮色黄赤，长者近尺。

茎

【气味】苦，温，无毒。

【主治】中风伤寒头痛，温疟，发表出汗，去邪热气，止咳逆上气，

除寒热，破癥坚积聚。（《神农本草经》）

五脏邪气缓急，风胁痛，字乳余疾，止好唾，通腠理，解肌，泄邪恶气，消赤黑斑毒。不可多服，令人虚。（《名医别录》）

治身上毒风疹痹，皮肉不仁，主壮热瘟疫，山岚瘴气。（甄权）

通九窍，调血脉，开毛孔皮肤。（《大明》）

去营中寒邪，泄卫中风热。（元素）

散赤目肿痛，水肿风肿，产后血滞。（时珍）

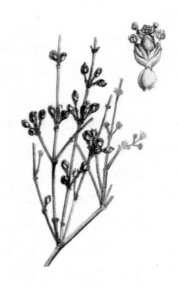

麻黄

附方

伤寒雪煎。麻黄十斤（去节），杏仁四升（去皮，熬），大黄一斤十三两。先以雪水五石四斗，渍麻黄于东向灶釜中。三宿后，纳大黄搅匀，桑薪煮至二石，去滓。纳杏仁同煮至六七斗，绞去滓，置铜器中。更以雪水三斗，合煎令得二斗四升，药成，丸如弹子大。有病者以沸白汤五合，研一丸服之，立汗出。不愈，再服一丸。封药勿令泄气。（《千金方》）

风痹冷痛。麻黄（去根）五两，桂心二两，为末，酒二升，慢火熬如饧。每服一匙，热酒调下，至汗出为度。避风。（《圣惠方》）

心下悸病。半夏麻黄丸：用半夏、麻黄等分，末之，炼蜜丸小豆大。每饮服三丸，日三服。（《金匮要略》）

中风诸病。麻黄一秤（去根），以王相日、乙卯日，取东流水三石三斗，以净铛盛五七斗，先煮五沸，掠去沫，逐旋添水，尽至三五斗，滤去麻黄，澄定，滤去滓，取清再熬至一斗，再澄再滤，取汁再熬，至升半为度，密封收之，一二年不妨。每服一二匙，热汤化下取汗。熬时要勤搅，勿令着底，恐焦了。仍忌鸡犬阴人见之。此刘守真秘方也。（《宣明方》）

根 节

【气味】甘，平，无毒。

【主治】止汗，夏月杂粉扑之。（弘景）

【发明】〔权曰〕麻黄根节止汗，

以故竹扇杵末同扑之。又牡蛎粉、粟粉并麻黄根等分，为末，生绢袋盛贮。盗汗出，即扑，手摩之。

〔时珍曰〕麻黄发汗之气骎不能御，而根节止汗效如影响，物理之妙，不可测度如此。自汗有风湿、伤风、风温、气虚、血虚、脾虚、阴虚、胃热、痰饮、中暑、亡阳、柔痉诸证，皆可随证加而用之。当归六黄汤加麻黄根，治盗汗尤捷。盖其性能行周身肌表，故能引诸药外至卫分而固腠理也。本草但知扑之之法，而不知服饵之功尤良也。

 附方

盗汗不止。麻黄根、椒目等分，为末。每服一钱，无灰酒下。外以麻黄根、故蒲扇为末，扑之。（《奇效良方》）

小儿盗汗。麻黄根三分，故蒲扇灰一分，为末，以乳汁服三分，日三服。仍以干姜三分同为末，三分扑之。（《古今录验》）

虚汗无度。麻黄根、黄芪等分，为末，飞面糊作丸梧子大。每用浮麦汤下百丸，以止为度。（谈野翁《试验方》）

苦荞 《名医别录》下品

集解〔《名医别录》曰〕苦荞处处有之，伧人取茎生食之。

〔保昇曰〕所在下湿地有之，茎圆无刺，可生噉，子若猫蓟。五月五日采苗，曝干。

〔恭曰〕今人以为漏卢，非也。

〔时珍曰〕《尔雅》：钩，芺。即此苦荞也。芺大如拇指，中空，茎头有苔似蓟，初生可食。许慎《说文》言江南人食之下气。今浙东人清明节采其嫩苗食之，云一年不生疮疥。亦捣汁和米为食，其色清，久留不败。《造化指南》云：苦板大者名苦藉，叶如地黄，味苦，初生有白毛，入夏抽茎有毛，开白花甚繁，结细实。其无花实者，名地胆草，汁苦如胆也。处处湿地有之。入炉火家用。

 苗

【气味】苦，微寒，无毒。

【主治】面目通身漆疮。烧灰敷之，亦可生食。（《名医别录》）

烧灰疗金疮，甚验。（弘景）

治丹毒。（《大明》）

煎汤洗痔，甚验。（汪颖）

下气解热。（时珍）

地黄

《神农本草经》上品

释名 芐（音户）、芑（音起）、地髓。〔《大明》曰〕生者以水浸验之。浮者名天黄，半浮半沉者名人黄，沉者名地黄。入药沉者为佳，半沉者次之，浮者不堪。〔时珍曰〕《尔雅》云：芐，地黄。郭璞云：江东呼为芐。罗愿云：芐以沉下者为贵，故字从下。

集解 〔《名医别录》曰〕地黄生咸阳川泽黄土者佳，二月、八月采根阴干。

〔宗奭曰〕地黄叶如甘露子，花如脂麻花，但有细斑点。北人谓之牛奶子花，茎有微细短白毛。

〔时珍曰〕今人惟以怀庆地黄为上，亦各处随时兴废不同尔。其苗初生塌地，叶如山白菜而毛涩，叶面深青色，又似小芥叶而颇厚，不叉丫。叶中撺茎，上有细毛。茎梢开小筒子花，红黄色。结实如小麦粒。根长四五寸，细如手指，皮赤黄色，如羊蹄根及胡萝卜根，曝干乃黑，生食作土气。俗呼其苗为婆婆奶。古人种子，今惟种根。王旻《山居录》云：地黄嫩苗，摘其旁叶作菜，甚益人。本草以二月、八月采根，殊未穷物性。八月残叶犹在，叶中精气，未尽归根。二月新苗已生，根中精气已滋于叶。不如正月、九月采者殊好，又与蒸曝相宜。《礼记》云：羊芐豕薇，则自古已食之矣。

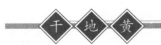

【气味】甘，寒，无毒。

【主治】伤中，逐血痹，填骨髓，长肌肉。作汤除寒热积聚，除痹，

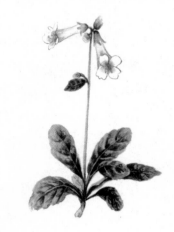

地黄

疗折跌绝筋。久服轻身不老，生者尤良。（《神农本草经》）

主男子五劳七伤，女子伤中胞漏下血，破恶血，溺血，利大小肠，去胃中宿食，饱力断绝，补五脏内伤不足，通血脉，益气力，利耳目。（《名医别录》）

助心胆气，强筋骨长志，安魂定魄，治惊悸劳劣，心肺损，吐血鼻衄，妇人崩中血运。（《大明》）

产后腹痛。久服变白延年。（甄权）

凉血生血，补肾水真阴，除皮肤

燥，去诸湿热。（元素）

主心病掌中热痛，脾气痿蹶嗜卧，足下热而痛。（好古）

【气味】大寒。

【主治】妇人崩中血不止，及产后血上薄心闷绝。伤身胎动下血，胎不落，堕坠踠折，瘀血留血，鼻衄吐血。皆捣饮之。（《名医别录》）

解诸热，通月水，利水道。捣贴心腹，能消瘀血。（甄权）

【发明】〔好古曰〕生地黄入手少阴，又为手太阳之剂，故钱仲阳泻丙火与木通同用以导赤也。诸经之血热，与他药相随，亦能治之。溺血、便血皆同。

〔权曰〕病人虚而多热者，宜加用之。

〔宗奭曰〕《神农本草经》只言干、生二种，不言熟者。如血虚劳热，产后虚热，老人中虚燥热者，若与生干，当虑太寒，故后世改用蒸曝熟者。生熟之功殊别，不可不详。

〔时珍曰〕《神农本草经》所谓干地黄者，乃阴干、日干、火干者，故又云生者尤良。《名医别录》复云生地黄者，乃新掘鲜者，故其性大寒。其熟地黄乃后人复蒸晒者。

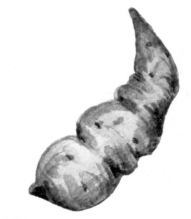

生地黄

诸家本草皆指干地黄为熟地黄，虽主治证同，而凉血补血之功稍异，故今别出熟地黄一条于下。

【气味】甘、微苦，微温，无毒。

【主治】填骨髓，长肌肉，生精血，补五脏内伤不足，通血脉，利耳目，黑须发，男子五劳七伤，女子伤中胞漏，经候不调，胎产百病。（时珍）

补血气，滋肾水，益真阴，去脐腹急痛，病后胫股酸痛。（元素）

【发明】〔元素曰〕地黄生则大寒而凉血，血热者须用之；熟则微温而补肾，血衰者须用之。又脐下痛属肾经，非熟地黄不能除，乃通肾之药也。

〔时珍曰〕按王硕《易简方》云：男子多阴虚，宜用熟地黄；女子多血热，宜用生地黄。又云：生地黄能生精血，天门冬引入所生之处；熟地黄能补精血，用麦门冬引入所补之处。虞抟《医学正传》云：生地黄生血，而胃气弱者服之，恐妨食；熟地黄补血，而痰饮多者服之，恐泥膈。或云：生地黄酒炒则不妨胃，熟地黄姜汁炒则不泥膈。此皆得用地黄之精微者也。

附方

服食法。地黄根净洗，捣绞汁，煎令稠，入白蜜更煎，令可丸，丸如梧子大。每晨温酒送下三十丸，日三服。亦可以青州枣和丸，或别以干地黄末入膏，丸服亦可，百日面如桃花，三年身轻不老。《抱朴子》云：楚文子服地黄八年，夜视有光。（《神仙方》）

地黄煎。补虚除热，治吐血唾血，取乳石，去痈疖等疾。生地黄不拘多少，三捣三压，取汁令尽，以瓦器盛之，密盖勿泄气。汤上煮减半，绞去滓，再煎如饧，丸弹子大。每温酒服一丸，日二服。（《千金方》）

男女虚损。或大病后，或积劳后，四体沉滞，骨肉酸痛，吸吸少气；或小腹拘急，腰背强痛，咽干唇燥；或饮食无味，多卧少起，久者积年，轻者百日，渐至瘦削。用生地黄二斤，

面一斤，捣烂，炒干为末。每空心酒服方寸匕，日三服。忌如法。（《肘后方》）

虚劳困乏。地黄一石，取汁，酒三斗，搅匀煎收。日服。（《必效方》）

妊娠胎动。生地黄捣汁，煎沸，入鸡子白一枚，搅服。（《圣惠方》）

产后恶血（不止）。干地黄捣末，每食前热酒服一钱。连进三服。（《瑞竹堂方》）

产后烦闷（乃血气上冲）。生地黄汁、清酒各一升，相和煎沸，分二服。（《集验方》）

产后百病。地黄酒：用地黄汁渍麹二升，净秫米二斗，令发，如常酿之。至熟，封七日，取清，常服令相接。忌生冷酢滑、蒜鸡猪鱼肉一切毒物。未产先一月酿成。夏月不可造。（《千金方》）

小儿热病（壮热烦渴，头痛）。生地黄汁三合，蜜半合，和匀，时时与服。（《普济方》）

叶

【主治】恶疮似癞，十年者，捣烂日涂，盐汤先洗。（《千金方》）

实

【主治】四月采，阴干捣末，水服方寸匕，日三服，功与地黄等。（苏颂）

花

【主治】为末服食，功同地黄。（苏颂）

肾虚腰脊痛，为末，酒服方寸匕，日三。（时珍）

 附方

内障青盲（风赤生翳，及坠眼日久，瞳损失明）。地黄花（晒）、黑豆花（晒）、槐花（晒）各一两，为末。猪肝一具，同以水二斗，煮至上有凝脂，掠尽瓶收。每点少许，日三四次。（《圣惠方》）

车前

《神农本草经》中品

释名 当道、芣苢、车轮菜。〔时珍曰〕按《尔雅》云：芣苢，马舄。马舄，车前。陆机《诗疏》云：此草好生道边及牛马迹中，故有车前、当道、马舄、牛遗之名。

集解〔时珍曰〕王旻《山居录》：有种车前剪苗食法，则昔人常以为蔬矣。今野人犹采食之。

子

【气味】甘，寒，无毒。

【主治】气癃止痛，利水道小便，除湿痹。久服轻身耐老。（《神农本草经》）

男子伤中，女子淋沥不欲食，养肺强阴益精，令人有子，明目疗赤痛。（《名医别录》）

去风毒，肝中风热，毒风冲眼，赤痛障翳，脑痛泪出，压丹石毒，去心胸烦热。（甄权）

养肝。（萧炳）

治妇人难产。（陆机）

【发明】〔时珍曰〕按《神仙服

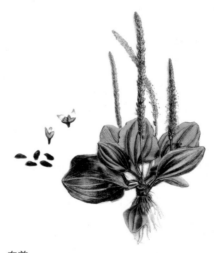
车前

食经》云：车前一名地衣，雷之精也。服之形化，八月采之。今车前五月子已老，而云七八月者，地气有不同尔。唐张籍诗云：开州午月车前子，作药人皆道有神。惭愧文君怜病眼，三千里外寄闲人。观此亦以五月采开州者为良，又可见其治目之功。大抵入服食，须佐他药，如六味地黄丸之用泽泻可也。若单用则泄太过，恐非久服之物。欧阳公常得暴下病，国医不能治。夫人买市人药一帖，进之而愈。力叩其方，则车前子一味为末，米饮服二钱匕。云此药利水道而不动气，水道利则清浊分，而谷藏自止矣。

 附方

久患内障。车前子、干地黄、麦门冬等分，为末。蜜丸如梧子大，服之。累试有效。（《圣惠方》）

风热目暗（涩痛）。车前子、宣州黄连各一两，为末。食后温酒服一钱，日二服。（《圣惠方》）

草 根

【气味】甘，寒，无毒。

【主治】金疮止血，衄鼻，瘀血，血瘕，下血，小便赤，止烦下气，除小虫。（《名医别录》）

 附方

目赤作痛。车前草自然汁，调朴硝末，卧时涂眼胞上，次早洗去。（《圣济总录》）

小便不通。车前草一斤，水三升，煎取一升半，分三服。

小便尿血。车前（捣汁）五合，空心服。（《外台秘要》）

热痢不止。车前叶捣汁一盏，入蜜一合煎，温服。（《圣惠方》）

半夏 《神农本草经》下品

释名 守田、水玉、地文、和姑。〔时珍曰〕《礼记·月令》：五月半夏生。盖当夏之半也，故名。守田会意，水玉因形。

集解〔颂曰〕在处有之，以齐州者为佳。二月生苗一茎，茎端三叶，浅绿色，颇似竹叶，而生江南者似芍药叶。根下相重，上大下小，皮黄肉白。五月、八月采根，以灰裹二日，汤洗曝干。《蜀图经》云：五月采则虚小，八月采乃实大。其平泽生者甚小，名羊眼半夏。由跋绝类半夏，而苗不同。

根

【气味】辛，平，有毒。

【主治】伤寒寒热，心下坚，胸胀咳逆，头眩，咽喉肿痛，肠鸣，下气止汗。（《神农本草经》）

消心腹胸膈痰热满结，咳嗽上气，

心下急痛坚痞，时气呕逆，消痈肿，疗萎黄，悦泽面目，堕胎。（《名医别录》）

治吐食反胃，霍乱转筋，肠腹冷，痰疟。（《大明》）

治寒痰及形寒饮冷伤肺而咳，消胸中痞、膈上痰，除胸寒，和胃气，燥脾湿，治痰厥头痛，消肿散结。（元素）

除腹胀，目不得瞑，白浊梦遗带下。（时珍）

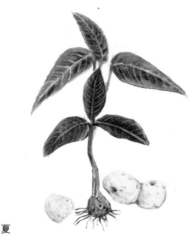

半夏

附方

呕吐反胃。大半夏汤：半夏三升，人参三两，白蜜一升，水一斗二升和，扬之一百二十遍。煮取三升半，温服一升，日再服。亦治膈间支饮。（《金匮要略》）

小儿吐泻（脾胃虚寒）。齐州半夏（泡七次）、陈粟米各一钱半，姜十片，水盏半，煎八分，温服。（钱乙《小儿药证直诀》）

小儿腹胀。半夏末少许，酒和丸粟米大。每服二丸，姜汤下。不瘥，加之。或以火炮研末，姜汁调贴脐，亦佳。（《子母秘录》）

伏暑引饮（脾胃不利）。消暑丸：用半夏醋煮一斤，茯苓半斤，生甘草半斤，为末，姜汁面糊丸梧子大。每服五十丸，热汤下。（《和剂局方》）

白浊梦遗。半夏一两，洗十次，切破，以木猪苓二两，同炒黄，出火毒，去猪苓，入煅过牡蛎一两，以山药糊丸梧子大。每服三十丸，茯苓汤送下。肾气闭而一身精气无所管摄，妄行而遗者，宜用此方。盖半夏有利性，猪苓导水，使肾气通也。与下元虚惫者不同。（许学士《本事方》）

面上黑气。半夏焙研，米醋调敷。不可见风，不计遍数，从早至晚，如此三日，皂角汤洗下，面莹如玉也。（《摘玄方》）

连翘

《神农本草经》下品

释名 连、异翘、旱莲子、兰华、三廉。根名连轺、折根。〔恭曰〕实似莲作房，翘出众草，故名。

集解〔恭曰〕此物有两种：大翘，小翘。大翘生下湿地，其小翘生冈原之上。

【气味】苦，平，无毒。

【主治】通利五淋，小便不通，除心家客热。（甄权）

通小肠，排脓，治疮疖，止痛，通月经。（《大明》）

泻心火，除脾胃湿热，治中部血证，以为使。（震亨）

【发明】〔元素曰〕连翘之用有三：泻心经客热，一也；去上焦诸热，二也；为疮家圣药，三也。

〔好古曰〕手足少阳之药，治疮疡瘤瘿核有神，与柴胡同功，但分气血之异尔。与鼠黏子同用治疮疡，别有神功。

〔时珍曰〕连翘状似人心，两片合成，其中有仁甚香，乃少阴心经、厥阴包络气分主药也。诸痛痒疮皆属心火，故为十二经疮家圣药，而兼治手足少阳手阳明三经气分之热也。

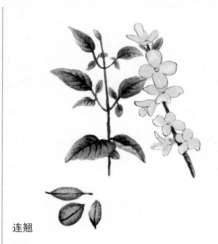

连翘

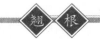

【气味】甘，寒、平，有小毒。

附方

项边马刀（属少阳经）。用连翘二斤，瞿麦一斤，大黄三两，甘草半两。每用一两，以水一碗半，煎七分，食后热服。十余日后，灸临泣穴二七壮，六十日决效。（张洁古《活法机要》）

【主治】下热气，益阴精，令人面悦好，明目。久服轻身耐老。（《神农本草经》）

治伤寒瘀热欲发黄。（时珍）

【发明】〔好古曰〕此即连翘根也，能下热气。故张仲景治伤寒瘀热在里，麻黄连翘赤小豆汤用之。注云：即连翘根也。

附方 ————————

痈疽肿毒。连翘草及根各一升，

水一斗六升，煮汁三升服取汗。（《外台秘要》）

附子

 《神农本草经》下品

释名 其母名乌头。〔时珍曰〕初种为乌头，像乌之头也。附乌头而生者为附子，如子附母也。乌头如芋魁，附子如芋子，盖一物也。

集解 〔《名医别录》曰〕附子生犍为山谷及广汉。冬月采为附子，春月采为乌头。

〔恭曰〕天雄、附子、乌头，并以蜀道绵州、龙州者佳，俱以八月采造。余处虽有造得者，力弱，都不相似。江南来者，全不堪用。

〔保昇曰〕正者为乌头，两歧者为乌喙，细长三四寸者为天雄，根旁如芋散生者为附子，旁连生者为侧子，五物同出而异名。苗高二尺许，叶似石龙芮及艾。

 附 子

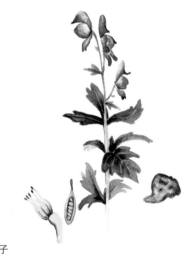

附子

【气味】辛，温，有大毒。

【主治】风寒咳逆邪气，温中，寒湿踒躄，拘挛膝痛，不能行步，破癥坚积聚血瘕，金疮。（《神农本草经》）

腰脊风寒，脚气冷弱，心腹冷痛，霍乱转筋，下痢赤白，强阴，坚肌骨，又堕胎，为百药长。（《名医别录》）

温暖脾胃，除脾湿肾寒，补下焦之阳虚。（元素）

除脏腑沉寒，三阳厥逆，湿淫腹痛，胃寒蛔动，治经闭，补虚散壅。（李杲）

督脉为病，脊强而厥。（好古）

治三阴伤寒，阴毒寒疝，中寒中风，痰厥气厥，柔痉癫痫，小儿慢惊，风湿麻痹，肿满脚气，头风，肾厥头痛，暴泻脱阳，久痢脾泄，寒疟瘴气，久病呕哕，反胃噎膈，痈疽不敛，久漏冷疮。合葱涕，塞耳治聋。

（时珍）

即附子母。

【主治】诸风，风痹血痹，半身不遂，除寒冷，温养脏腑，去心下坚痞，感寒腹痛。（元素）

除寒湿，行经，散风邪，破诸积冷毒。（李杲）

补命门不足，肝风虚。（好古）

助阳退阴，功同附子而稍缓。（时珍）

【发明】〔宗奭曰〕补虚寒须用附子，风家即多用天雄，大略如此。其乌头、乌喙、附子，则量其材而用之。

〔时珍曰〕按张松《究原方》云：附子性重滞，温脾逐寒。川乌头性轻疏，温脾去风。若是寒疾即用附子，风疾即用川乌头。一云：凡人中风，不可先用风药及乌附。若先用气药，后用乌附乃宜也。又凡用乌附药，并宜冷服者，热因寒用也。盖阴寒在下，虚阳上浮。治之以寒，则阴气益甚而病增；治之以热，则拒格而不纳。热药冷饮，下嗌之后，冷体即消，热性便发，而病气随愈。不违其情而致大益，此反治之妙也。昔张仲景治寒疝内结，用蜜煎乌头。

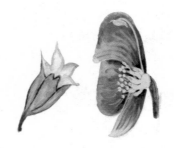

乌头

附方

少阴伤寒。初得二三日，脉微细，但欲寐，小便色白者，麻黄附子甘草汤微发其汗。麻黄（去节）二两，甘草（炙）二两，附子（炮去皮）一枚，水七升，先煮麻黄去沫，纳二味，煮取三升，分作三服，取微汗。（张仲景《伤寒论》）

少阴发热。少阴病始得，反发热脉沉者，麻黄附子细辛汤发其汗。麻黄（去节）二两，附子（炮去皮）一枚，细辛二两，水一斗，先煮麻黄去沫，乃纳二味，同煮三升，分三服。（张仲景《伤寒论》）

伤寒发躁。伤寒下后，又发其汗，昼日烦躁不得眠，夜而安静，不呕不渴，无表证，脉沉微，身无大热者，干姜附子汤温之。干姜一两，生附子一枚（去皮，破作八片），水三升，煮取一升，顿服。（《伤寒论》）

中风痰厥（昏不知人，口眼㖞斜，并体虚之人患疟疾寒多者）。三生饮：用生川乌头、生附子（并去皮、脐）

各半两，生南星一两，生木香二钱五分。每服五钱，生姜十片，水二盏，煎一盏，温服。（《和剂局方》）

麻痹疼痛。仙桃丸：治手足麻痹，或瘫痪疼痛，腰膝痹痛，或打仆伤损内肭，痛不可忍。生川乌（不去皮）、五灵脂各四两，威灵仙五两，洗焙为末，酒糊丸梧子大。每服七丸至十丸，盐汤下，忌茶。此药常服，其效如神。（《普济方》）

风痹肢痛（营卫不行）。川乌头二两（炮去皮），以大豆同炒，至豆汁出为度，去豆焙干，全蝎半两（焙），为末，酽醋熬稠，丸绿豆大。每温酒下七丸，日一服。（《圣惠方》）

腰脚冷痹（疼痛，有风）。川乌头三个（生），去皮脐，为散，醋调涂帛上，贴之。须臾痛止。（《圣惠方》）

头风头痛。腊月乌头一升，炒令黄，末之，以绢袋盛，浸三斗酒中，逐日温服。（《外台秘要》）

耳鸣不止（无昼夜者）。乌头（烧作灰）、菖蒲等分，为末，绵裹塞之，日再用，取效。（杨氏《产乳》）

水泄久痢。川乌头二枚，一生用，一以黑豆半合同煮熟，研丸绿豆大。每服五丸，黄连汤下。（《普济方》）

【主治】 为末，茶服半钱，吐风痰癫痫。（时珍）

【发明】 〔时珍曰〕乌附用尖，亦取其锐气直达病所尔，无他义也。《保幼大全》云：小儿慢脾惊风，四肢厥逆。用附子尖一个，硫黄（枣大）一个，蝎梢七个，为末，姜汁面糊丸黄米大。每服十丸，米饮下。亦治久泻尪羸。凡用乌附，不可执为性热。审其手足冷者，轻则用汤，甚则用丸，重则用膏，候手足暖，阳气回，即为佳也。按：此方乃《和剂局方》碧霞丹变法也，非真慢脾风不可辄用，故初虞世有金虎碧霞之戒。

附方

风厥癫痫。凡中风痰厥，癫痫惊风，痰涎上壅，牙关紧急，上视搐搦，并宜碧霞丹主之。乌头尖、附子尖、蝎梢各七十个，石绿（研九度，飞过）十两，为末，面糊丸芡子大。每用一丸，薄荷汁半盏化下，更服温酒半合，须臾吐出痰涎为妙。小儿惊痫，加白僵蚕等分。（《和剂局方》）

木舌肿胀。川乌头、巴豆研细，醋调涂刷。（《集简方》）

牙痛难忍。附子尖、天雄尖、全蝎各七个，生研为末，点之。（《永类钤方》）

割甲成疮（连年不愈）。川乌头尖、黄柏等分，为末。洗了贴之，以愈为度。（《古今录验》）

菟丝子

《神农本草经》上品

释名 菟缕、菟蒮、菟芦、火焰草、野狐丝、金线草。〔时珍曰〕毛诗注：女萝即菟丝。《吴普本草》：菟丝一名松萝。陆佃言：在木为女萝，在草为菟丝，二物殊别，皆由《尔雅》释《诗》误以为一物故也。

集解 〔《名医别录》曰〕菟丝子生朝鲜川泽田野，蔓延草木之上。九月采实，曝干。色黄而细者为赤网，色浅而大者为菟蒮。功用并同。

〔弘景曰〕田野墟落中甚多，皆浮生蓝、纻、麻、蒿上。其实仙经、俗方并以为补药，须酒浸一宿用，宜丸不宜煮。

〔《大明》曰〕苗茎似黄丝，无根株，多附田中，草被缠死，或生一丛如席阔。开花结子不分明，子如碎黍米粒，八月、九月以前采之。

〔时珍曰〕按宁献王《庚辛玉册》云：火焰草即菟丝子，阳草也。多生荒园古道。其子入地，初生有根，及长延草物，其根自断。无叶有花，白色微红，香亦袭人。结实如秕豆而细，色黄，生于梗上尤佳，惟怀孟林中多有之，入药更良。

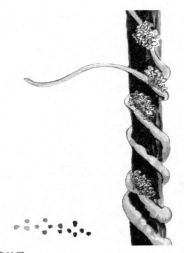

菟丝子

【气味】 辛、甘，平，无毒。

【主治】 续绝伤，补不足，益气力，肥健人。（《神农本草经》）

养肌强阴，坚筋骨，主茎中寒，精自出，溺有余沥，口苦燥渴，寒血为积。久服明目轻身延年。（《名医别录》）

补五劳七伤，治鬼交泄精，尿血，润心肺。（《大明》）

【发明】 〔敩曰〕菟丝子禀中和凝正阳之气，一茎从树感枝而成，从中春上阳结实，故偏补人卫气，助人筋脉。

〔颂曰〕《抱朴子》仙方单服法：取实一斗，酒一斗浸，曝干再浸又曝，令酒尽乃止，捣筛。每酒服二钱，日二服。此药治腰膝去风，兼能明目。久服令人光泽，老变为少。

附方

消渴不止。菟丝子煎汁，任意饮之，以止为度。（《事林广记》）

阳气虚损。用菟丝子、熟地黄等分，为末，酒糊丸梧子大。每服五十丸。气虚，人参汤下；气逆，沉香汤下。（《简便方》）

白浊遗精。菟丝子五两，白茯苓三两，石莲肉二两，为末，酒糊丸梧子大。每服三五十丸，空心盐汤下。（《和剂局方》）

小便淋沥。菟丝子煮汁饮。（《范汪方》）

腰膝疼痛或顽麻无力。菟丝子洗一两，牛膝一两，同入银器内，酒浸过一寸，五日，曝干为末，将原酒煮糊丸梧子大。每空心酒服三二十丸。

（《经验后方》）

肝伤目暗。菟丝子三两，酒浸三日，曝干为末，鸡子白和丸梧子大。空心温酒下二十丸。（《圣惠方》）

谷道赤痛。菟丝子熬黄黑，为末，鸡子白和涂之。（《肘后方》）

苗

【气味】甘，平，无毒。

【主治】捣碎煎汤，浴小儿，疗热痱。（弘景）

附方

面疮粉刺。菟丝子苗，绞汁涂之，不过三上。（《肘后方》）

小儿头疮。菟丝苗，煮汤频洗之。（《子母秘录》）

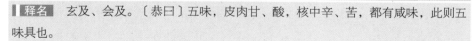

五味子 《神农本草经》上品

释名 玄及、会及。〔恭曰〕五味，皮肉甘、酸，核中辛、苦，都有咸味，此则五味具也。

集解 〔《名医别录》曰〕五味子生齐山山谷及代郡。八月采实，阴干。

〔颂曰〕今河东、陕西州郡尤多，杭越间亦有之。春初生苗，引赤蔓于高木，其长六七尺。叶尖圆似杏叶。三月、四月开黄白花，类莲花状。七月成实，丛生茎端，如豌豆许大，生青熟红紫，入药生曝不去子。今有数种，大抵相近。雷敩言小颗皮皱泡者，有白扑盐霜一重，其味酸咸苦辛甘皆全者

为真也。

〔时珍曰〕五味今有南北之分，南产者色红，北产者色黑，入滋补药必用北产者乃良。亦可取根种之，当年就旺；若二月种子，次年乃旺，须以架引之。

【气味】酸，温，无毒。

【主治】益气，咳逆上气，劳伤羸瘦，补不足，强阴，益男子精。（《神

农本草经》）

养五脏，除热，生阴中肌。（《名医别录》）

治中下气，止呕逆，补虚劳，令人体悦泽。（甄权）

明目，暖水脏，壮筋骨，治风消食，反胃霍乱转筋，疝癖奔豚冷气，消水肿心腹气胀，止渴，除烦热，解酒毒。（《大明》）

生津止渴，治泻痢，补元气不足，收耗散之气，瞳子散大。（李杲）

治喘咳燥嗽，壮水镇阳。（好古）

【发明】〔成无己曰〕肺欲收，急食酸以收之，以酸补之。芍药、五味之酸，以收逆气而安肺。

〔杲曰〕收肺气，补气不足，升也。酸以收逆气，肺寒气逆，则宜此与干姜同治之。又五味子收肺气，乃火热必用之药，故治嗽以之为君。但有外邪者不可骤用，恐闭其邪气，必先发散而后用之乃良。有痰者，以半夏为佐；喘者，阿胶为佐，但分两少不同耳。

〔宗奭曰〕今华州以西至秦多产之。方红熟时，彼人采得，蒸烂，研滤汁，熬成稀膏，量酸甘入蜜炼匀，待冷收器中。肺虚寒人，作汤时时饮之。作果可以寄远。《神农本草经》言其性温，今食之多致虚热，小儿

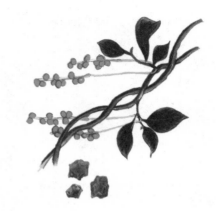

五味子

益甚。《药性论》谓其除热气，《日华子》谓其暖水脏，除烦热，后学至此多惑。今既用治肺虚寒，则更不取其除热之说。

〔元素曰〕孙真人《千金月令》言：五月常服五味，以补五脏之气。遇夏月季夏之间，困乏无力，无气以动。与黄芪、人参、麦门冬，少加生黄柏，煎汤服之。使人精神顿加，两足筋力涌出也。盖五味子之酸，辅人参，能泻丙火而补庚金，收敛耗散之气。

〔好古曰〕张仲景八味丸，用此补肾，亦兼述类象形也。

🐌 附方

久咳不止。《丹溪方》：用五味子五钱，甘草一钱半，五倍子、风化消各二钱，为末，干噙。《摄生方》：用五味子一两，真茶四钱，晒研为末。

以甘草五钱煎膏，丸绿豆大。每服三十丸，沸汤下，数日即愈也。

痰嗽并喘。五味子、白矾等分，为末。每服三钱，以生猪肺炙熟，蘸末细嚼，白汤下。汉阳库兵黄六病此，百药不效。

于岳阳遇一道人传此，两服，病遂不发。（《普济方》）

久咳肺胀。五味二两，粟壳（白饧炒过）半两，为末，白饧丸弹子大。每服一丸，水煎服。（《卫生家宝方》）

栝楼

《神农本草经》中品

释名 果蠃、瓜蒌、天瓜、黄瓜、地楼、泽姑。根名白药、天花粉、瑞雪。〔时珍曰〕蠃与蓏同。许慎云：木上曰果，地下曰蓏。此物蔓生附木，故得兼名。

集解 〔时珍曰〕其根直下生，年久者长数尺。秋后掘者结实有粉。夏月掘者有筋无粉，不堪用。

实

【气味】苦，寒，无毒。

【主治】胸痹，悦泽人面。（《名医别录》）

润肺燥，降火，治咳嗽，涤痰结，利咽喉，止消渴，利大肠，消痈肿疮毒。（时珍）

【发明】〔时珍曰〕张仲景治胸痹痛引心背，咳唾喘息，及结胸满痛，皆用栝楼实。乃取其甘寒不犯胃气，能降上焦之火，使痰气下降也。成无己不知此意，乃云苦寒以泻热。盖不尝其味原不苦，而随文附会尔。

附方

小儿黄疸（眼黄脾热）。用青栝

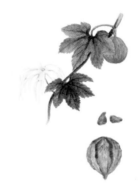

栝楼

楼焙研。每服一钱，水半盏，煎七分，卧时服。五更泻下黄物，立可。名逐黄散。（《普济方》）

小便不通（腹胀）。用栝楼焙研。每服二钱，热酒下。频服，以通为度。绍兴刘驻云：魏明州病此，御医用此方治之，得效。（《圣惠方》）

风疮疥癣。生栝楼一二个打碎，酒浸一日夜。热饮。（曜仙《乾坤秘韫》）

根

【气味】苦，寒，无毒。

【主治】消渴身热，烦满大热，补虚安中，续绝伤。(《神农本草经》)

除肠胃中痼热，八疸身面黄，唇干口燥短气，止小便利，通月水。(《名医别录》)

附方

虚热咳嗽。天花粉一两，人参三钱，为末。每服一钱，米汤下。(《集简方》)

耳聋未久。栝楼根三十斤细切，以水煮汁，如常酿酒，久服甚良。(《肘后方》)

口渴。栝楼根三两，人参一钱半，麦冬三钱(去心)，生地五钱，阿胶三钱，水煎去滓温服。《医略六书》

治热狂时疾，通小肠，消肿毒，乳痈发背，痔瘘疮疖，排脓生肌长肉，消仆损瘀血。(《大明》)

【发明】〔时珍曰〕栝楼根味甘(微苦酸)。其茎叶味酸。酸能生津，感召之理，故能止渴润枯。微苦降火，甘不伤胃。昔人只言其苦寒，似未深察。

茎 叶

【气味】酸，寒，无毒。

【主治】中热伤暑。(《名医别录》)

葛

《神农本草经》中品

释名 鸡齐、鹿藿、黄斤。〔时珍曰〕葛从曷，谐声也。鹿食九草，此其一种，故曰鹿藿。黄斤未详。

集解〔《名医别录》曰〕葛根生汶山川谷，五月采根，曝干。

〔弘景曰〕即今之葛根，人皆蒸食之。当取入土深大者，破而日干之。南康、庐陵间最胜，多肉而少筋，甘美，但为药不及耳。

〔恭曰〕葛虽除毒，其根入土五六寸已上者，名葛脰，脰者颈也。服之令人吐，以有微毒也。《神农本草经》葛谷，即是其实也。

〔时珍曰〕葛有野生，有家种。其蔓延长，取治可作绤绤。其根外紫内白，长者七八尺。其叶有三尖，如枫叶而长，面青背淡。其花成穗，累累相缀，红紫色。其荚如小黄豆荚，亦有毛。其子绿色，扁扁如盐梅子核，生嚼腥气，八九月采之。《神农本草经》所谓葛谷是也。唐苏恭亦言葛谷是实，而宋苏颂谓葛花不结实，误矣。其花晒干亦可炸食。

葛 根

【气味】甘、辛，平，无毒。

【主治】消渴，身大热，呕吐，诸痹，起阴气，解诸毒。（《神农本草经》）

疗伤寒中风头痛，解肌发表出汗，开腠理，疗金疮，止胁风痛。（《名医别录》）

治天行上气呕逆，开胃下食，解酒毒。（甄权）

治胸膈烦热发狂，止血痢，通小肠，排脓破血。敷蛇虫啮，署毒箭伤。（《大明》）

作粉：止渴，利大小便，解酒，去烦热，压丹石，敷小儿热疮。捣汁饮：治小儿热痞。（《开宝》）

散郁火。（时珍）

【发明】〔时珍曰〕《本草十剂》云：轻可去实，麻黄、葛根之属。盖麻黄乃太阳经药，兼入肺经，肺主皮毛；葛根乃阳明经药，兼入脾经，

> 根五两，香豉一升，以童子小便八升，煎取二升，分三服。食葱豉粥取汗。（《梅师方》）

脾主肌肉。所以二味药皆轻扬发散，而所入迥然不同也。

葛谷

【气味】甘，平，无毒。

【主治】下痢十岁已上。（《神农本草经》）

解酒毒。（时珍）

葛花

【气味】甘，平，无毒。

【主治】消酒。（《名医别录》）

肠风下血。（时珍）

叶

【主治】金疮止血，挼敷之。（《名医别录》）

蔓

【主治】卒喉痹。烧研，水服方寸匕。（苏恭）

消痈肿。（时珍）

⚭ 附方

数种伤寒。庸人不能分别，今取一药兼治。葛根四两，水二升，入豉一升，煮取半升服。捣生根汁尤佳。（《伤寒类要》）

时气头痛（壮热）。生葛根洗净，捣汁一大盏，豉一合，煎六分，去滓分服，汗出即瘥。未汗再服。若心热，加栀子仁十枚。（《圣惠方》）

伤寒头痛（二三日发热者）。葛

⚭ 附方

疖子初起。葛蔓烧灰，水调敷之，即消。（《千金方》）

谷部

GUBU

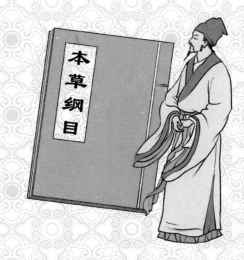

大麻

《神农本草经》上品

释名 火麻、黄麻、汉麻。雄者名枲麻、牡麻，雌者名苴麻、荸麻。花名麻勃。

集解 〔时珍曰〕大麻即今火麻，亦曰黄麻。处处种之，剥麻收子。有雌有雄：雄者为枲，雌者为苴。

【气味】辛，温，无毒。

【主治】一百二十种恶风，黑色遍身苦痒，逐诸风恶血，治女人经候不通。（《药性》）

治健忘及金疮内漏。（时珍）

〔时珍曰〕此当是麻子连壳者，故《周礼》朝事之笾供蕡。《月令》食麻，与大麻可食、蕡可供稍有分别，壳有毒而仁无毒也。

【气味】辛，平，有毒。

【主治】五劳七伤。（《神农本草经》）

利五脏，下血寒气，破积止痹散脓。久服，通神明，轻身。（《名医别录》）

附方

风癫百病。麻子四升，水六升，猛火煮令芽生，去滓煎取二升，空心

服之。或发或不发，或多言语，勿怪之。但令人摩手足，顷定。进三剂愈。（《千金方》）

【气味】甘，平，无毒。

【主治】补中益气。久服，肥健不老，神仙。（《神农本草经》）

治中风汗出，逐水气，利小便，破积血，复血脉，乳妇产后余疾。沐发，长润。（《名医别录》）

润五脏，利大肠风热结燥及热淋。（士良）

补虚劳，逐一切风气，长肌肉，益毛发，通乳汁，止消渴，催生难产。（《日华》）

取汁煮粥，去五脏风，润肺，治关节不通，发落。（孟诜）

利女人经脉，调大肠下痢。涂诸疮癞，杀虫。取汁煮粥食，止呕逆。（时珍）

油

【主治】熬黑压油，敷头，治发落不生。煎熟，时时啜之，治硫黄毒发身热。（时珍）

稻

《名医别录》下品

释名 稌、糯。〔时珍曰〕稻稌者，粳、糯之通称。《物理论》所谓"稻者溉种之总称"，是矣。本草则专指糯以为稻也。稻从舀（音函），像人在舀上治稻之义。稌则方言稻音之转尔。其性黏软，故谓之糯。

集解 〔弘景曰〕道家方药有稻米、粳米俱用者，此则两物也。稻米白如霜，江东无此，故通呼粳为稻耳，不知色类复云何也？

〔时珍曰〕糯稻，南方水田多种之。其性黏，可以酿酒，可以为粢，可以蒸糕，可以熬饧，可以炒食。其类亦多，其谷壳有红、白二色，或有毛，或无毛。其米亦有赤、白二色，赤者酒多糟少，一种粒白如霜，长三四分者。《齐民要术》糯有九格、雉木、大黄、马首、虎皮、火色等名是矣。古人酿酒多用秫，故诸说论糯稻，往往费辩也。秫乃糯粟，见本条。

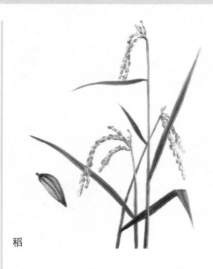

稻

暖脾胃，止虚寒泄痢，缩小便，收自汗，发痘疮。（时珍）

【气味】 苦，温，无毒。

【主治】 作饭温中，令人多热，大便坚。（《名医别录》）

能行营卫中血积，解芫菁、斑蝥毒。（士良）

益气止泄。（思邈）

补中益气。止霍乱后吐逆不止，以一合研水服之。（《大明》）

以骆驼脂作煎饼食，主痔疾。（萧炳）

附方

霍乱烦渴（不止）。糯米三合，水五升，蜜一合，研汁分服，或煮汁服。（杨氏《产乳》）

三消渴病。梅花汤：用糯谷（炒出白花）、桑根（白皮）等分。每用一两，水二碗，煎汁饮之。（《三因方》）

下痢禁口。糯谷一升（炒出白花，去壳，用姜汁拌湿再炒），为末。每服一匙，汤下，三服即止。（《经验良方》）

久泄食减。糯米一升，水浸一宿，沥干，慢炒熟，磨筛，入怀庆山药一两。每日清晨用半盏，入砂糖二匙，胡椒末少许，以极滚汤调食。其味极佳，大有滋补。久服令人精暖有子，秘方也。（《松筐经验方》）

鼻衄不止（服药不应）。独圣散：用糯米微炒黄，为末。每服二钱，新汲水调下。仍吹少许入鼻中。（《简要济众方》）

劳心吐血。糯米半两，莲子心七枚，为末，酒服。孙仲盈云：曾用多效。或以墨汁作丸服之。（《澹寮方》）

女人白淫。糙糯米、花椒等分，炒为末，醋糊丸梧子大，每服三四十丸，食前醋汤下。（杨起《简便方》）

胎动不安（下黄水）。用糯米一合，黄芪、芎䓖各五钱，水一升，煎八合，分服。（《产宝》）

小儿头疮。糯米饭烧灰，入轻粉，清油调敷。（《普济方》）

打仆伤损（诸疮）。寒食日浸糯米，逐日易水，至小满取出，日干为末，用水调涂之。（《便民图纂》）

米泔

【气味】甘，凉，无毒。

【主治】益气，止烦渴霍乱，解毒。食鸭肉不消者，顿饮一盏，即消。（时珍）

 # 小麦

《名医别录》中品

释名 来。〔时珍曰〕许氏《说文》云：天降瑞麦，一来二麰，像芒刺之形，天所来也。如足行来，故麦字从来。

集解〔时珍曰〕北人种麦漫撒，南人种麦撮撒。北麦皮薄面多，南麦反此。

【气味】甘，微寒，无毒。

【主治】除客热，止烦渴咽燥，利小便，养肝气，止漏血唾血。（《名医别录》）

养心气，心病宜食之。（思邈）

煎汤饮，治暴淋。（宗奭）

陈者煎汤饮，止虚汗。（时珍）

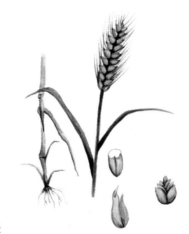

小麦

【发明】〔时珍曰〕按《素问》云：麦属火，心之谷也。郑玄云：麦有孚甲，属木。许慎云：麦属金，金王而生，火王而死。三说各异。而《名医别录》云麦养肝气，与郑说合。孙思邈云麦养心气，与《素问》合。夷考其功，除烦、止渴、收汗、利溲、止血，皆心之病也，当以《素问》为准。盖许以时，郑以形，而《素问》以功性，故立论不同尔。

〔震亨曰〕饥年用小麦代谷，须晒燥，以少水润，舂去皮，煮为饭食，可免面热之患。

 附方

消渴心烦。用小麦作饭及粥食。（《心镜》）

老人五淋（身热腹满）。小麦一升，通草二两，水三升，煮一升，饮之即愈。（《奉亲书》）

眉炼头疮。用小麦烧存性，为末。油调敷。（《儒门事亲》）

白癜风癣。用小麦摊石上，烧铁物压出油。搽之甚效。（《医学正传》）

酒

《名医别录》中品

释名 〔时珍曰〕按许氏《说文》云：酒，就也。所以就人之善恶也。一说：酒字篆文，像酒在卣中之状。《饮膳正要》标题云：酒之清者曰酿，浊者曰盎；厚曰醇，薄曰醨；重酿曰酎，一宿曰醴；美曰醑，未榨曰醅；红曰醍，绿曰醽白曰醝。

集解 〔恭曰〕酒有秫、黍、粳、糯、粟、麹、蜜、葡萄等色。凡作酒醴须麹，而葡萄、蜜等酒独不用麹。诸酒醇醨不同，惟米酒入药用。

〔藏器曰〕凡好酒欲熟时，皆能候风潮而转，此是合阴阳也。

〔时珍曰〕东阳酒即金华酒，古兰陵也，李太白诗所谓"兰陵美酒郁金香"即此，常饮、入药俱良。山西襄陵酒、蓟州薏苡酒皆清烈，但麹中亦有药物。黄酒有灰。秦、蜀有咂嘛酒，用稻、麦、黍、秫、药麹，小罂封酿而成，以筒吸饮。谷气既杂，酒不清美，并不可入药。

 米酒

【气味】苦、甘、辛，大热，有毒。

【主治】行药势，杀百邪恶毒气。（《名医别录》）

通血脉，厚肠胃，润皮肤，散湿气，消忧发怒，宣言畅意。（藏器）

养脾气，扶肝，除风下气。（孟诜）

解马肉、桐油毒，丹石发动诸病，热饮之甚良。（时珍）

糟底酒（三年腊糟下取之）开胃下食，暖水脏，温肠胃，消宿食，

御风寒，杀一切蔬菜毒。（《日华》）

止呕哕，摩风瘙、腰膝疼痛。（孙思邈）

老酒（腊月酿造者，可经数十年不坏）和血养气，暖胃辟寒，发痰动火。（时珍）

春酒（清明酿造者，亦可经久）常服令人肥白。（孟诜）

蝼蛄尿疮，饮之至醉，须臾虫出如米也。（李绛《兵部手集》）

治小儿语迟，纳口中佳。又以喷屋四角，辟蚊子。（藏器）

附方

咽伤声破。酒一合，酥一匕，干姜末二匕，和服，日二次。（《十便良方》）

卅年耳聋。酒三升，渍牡荆子一升，七日去滓，任性饮之。（《千金方》）

产后血闷。清酒一升，和生地黄汁煎服。（《梅师方》）

断酒不饮。酒七升，朱砂半两，瓶浸紧封，安猪圈内，任猪摇动，七日取出，顿饮。又方：正月一日酒五升，淋碓头杵下，取饮之。（《千金方》）

丈夫脚冷（不随，不能行者）。用醇酒三斗，水三斗，入瓮中，灰火温之，渍脚至膝。常着灰火，勿令冷，三日止。（《千金方》）

海水伤裂。凡人为海水咸物所伤，及风吹裂，痛不可忍。用蜜半斤，水酒三十斤，防风、当归、羌活、荆芥各二两。为末，煎汤浴之，一夕即愈。（《使琉球录》）

绿豆

《开宝本草》

释名 〔时珍曰〕绿以色名也。

集解 〔时珍曰〕绿豆处处种之。三四月下种，苗高尺许，叶小而有毛，至秋开小花，荚如赤豆荚。粒粗而色鲜者为官绿；皮薄而粉多、粒小而色深者为油绿；皮厚而粉少早种者，呼为摘绿，可频摘也；迟种呼为拔绿，一拔而已。北人用之甚广，可作豆粥、豆饭、豆酒、炒食、炒食，磨而为面，澄滤取粉，可以作饵顿糕，荡皮搓索，为食中要物。以水浸湿生白芽，又为菜中佳品。牛马之食亦多赖之。真济世之良谷也。

【气味】甘，寒，无毒。

【主治】煮食，消肿下气，压热解毒。生研绞汁服，治丹毒烦热风疹，药石发动，热气奔豚。（《开宝》）

治寒热热中，止泄痢卒澼，利小便胀满。（思邈）

厚肠胃。作枕，明目，治头风头

痛。除吐逆。（《日华》）

补益元气，和调五脏，安精神，行十二经脉，去浮风，润皮肤，宜常食之。煮汁，止消渴。（孟诜）

解一切药草、牛马、金石诸毒。（宁原）

【发明】〔时珍曰〕绿豆肉平皮寒，解金石、砒霜、草木一切诸毒，宜连皮生研水服。按《夷坚志》云：有人服附子酒多，头肿如斗、唇裂血流。急求绿豆、黑豆各数合嚼食，并煎汤饮之，乃解也。

附方

防痘入眼。用绿豆七粒，令儿自投井中，频视七遍，乃还。

小儿丹肿。绿豆五钱，大黄二钱，为末，用生薄荷汁入蜜调涂。（《全幼心鉴》）

赤痢不止。以大麻子，水研滤汁，煮绿豆食之，极效。粥食亦可。（《必效方》）

老人淋痛。青豆二升，橘皮二两，煮豆粥，下麻子汁一升。空心渐食之，并饮其汁，甚验。（《养老书》）

心气疼痛。绿豆廿一粒，胡椒十四粒。同研，白汤调服即止。

多食易饥。绿豆、黄麦、糯米各一升，炒熟磨粉。每以白汤服一杯，三五日见效。

十种水气。用绿豆二合半，大附子一只（去皮脐，切作两片），水三碗，煮熟，空心卧时食豆。次日将附子两片作四片，再以绿豆二合半，如前煮食。第三日别以绿豆、附子如前煮食。第四日如第二日法煮食。水从小便下，肿自消。未消再服。忌生冷、毒物、盐、酒六十日，无不效者。（朱氏《集验方》）

绿豆粉

【气味】甘，凉、平，无毒。

【主治】解诸热，益气，解酒食诸毒，治发背痈疽疮肿，及汤火伤灼。（吴瑞）

痘疮湿烂不结痂疕者，干扑之良。（宁原）

新水调服，治霍乱转筋，解诸药毒死，心头尚温者。（时珍）

解菰菌、砒毒。（汪颖）

【发明】〔时珍曰〕绿豆色绿，小豆之属木者也，通于厥阴、阳明。其性稍平，消肿治痘之功虽同赤豆，而压热解毒之力过之。且益气，厚肠胃，通经脉，无久服枯人之忌。但以作凉粉，造豆酒，或偏于冷，或偏于热，能致人病，皆人所为，非豆之咎也。豆粉须以绿色黏腻者为真。外科治痈疽有内托护心散，极言其神效，丹溪朱氏有论发挥。

〔震亨曰〕《外科精要》谓内托散，一日至三日进十数服，可免毒气内攻脏腑。窃详绿豆解丹毒，治石毒，味甘，入阳明，性寒能补，为君。以乳香去恶肿，入少阴，性温善窜为佐。甘草性缓，解五金、八石、百药毒为使。想此方专为服丹石发疽者设也。若夫年老者、病深者、证备者、体虚者，绿豆虽补，将有不胜其任之患。五香连翘汤亦非必用之剂。必当助气壮胃，使根本坚固，而行经活血为佐，参以经络时令，使毒气外发，此则内托之本意，治施之早，可以内消也。

附方

护心散（又名内托散、乳香万全散）。凡有疽疾，一日至三日之内，宜连进十余服，方免变证，使毒气出外。服之稍迟，毒气内攻，渐生呕吐，或鼻生疮菌，不食即危矣。四五日后，亦宜间服之。用真绿豆粉一两，乳香半两，灯心同研和匀，以生甘草浓煎汤调下一钱，时时呷之。若毒气冲心，有呕逆之证，大宜服此。盖绿豆压热下气，消肿解毒。乳香消诸痈肿毒。服至一两，则香彻疮孔中，真圣药也。（李嗣立《外科方》）

疮气呕吐。绿豆粉三钱，干胭脂半钱，研匀。新汲水调下，一服立止。（《普济方》）

霍乱吐利。绿豆粉、白糖各二两，新汲水调服，即愈。（《生生编》）

打仆损伤。用绿豆粉新铫炒紫，新汲井水调敷，以杉木皮缚定，其效如神。此汀人陈氏梦传之方。（《澹寮方》）

杖疮疼痛。绿豆粉，炒研，以鸡子白和涂之，妙。（《生生编》）

一切肿毒。初起。用绿豆粉（炒黄黑色），猪牙皂荚一两，为末，用米醋调敷之。皮破者油调之。（邵真人《经验方》）

豆芽

【气味】甘，平，无毒。

【主治】解酒毒热毒，利三焦。（时珍）

【发明】〔时珍曰〕诸豆生芽皆腥韧不堪，惟此豆之芽白美独异。今人视为寻常，而古人未知者也。但受湿热郁浥之气，故频发疮动气，与绿豆之性稍有不同。

豆叶

【主治】霍乱吐下，绞汁和醋少许，温服。（《开宝》）

豆荚

【主治】赤痢经年不愈，蒸熟，随意食之，良。（时珍）

菜部

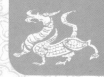

CAIBU

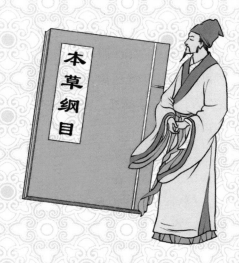

韭

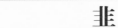

《名医别录》中品

释名 草钟乳、起阳草。〔颂曰〕按许慎《说文》：韭字像叶出地上形。一种而久生，故谓之韭。一岁三四割，其根不伤，至冬壅培之，先春复生，信乎久生者也。〔藏器曰〕俗谓韭是草钟乳，言其温补也。

集解 〔时珍曰〕韭丛生丰本，长叶青翠。可以根分，可以子种。其性内生，不得外长。叶高三寸便剪，剪忌日中。一岁不过五剪，收子者只可一剪。八月开花成丛，收取腌藏供馔，谓之长生韭，言剪而复生，久而不乏也。

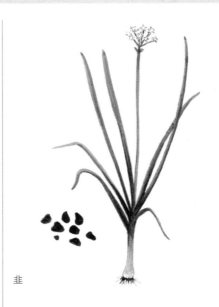

韭

【气味】辛、微酸，温，涩，无毒。

【主治】归心，安五脏，除胃中热，利病人，可久食。(《名医别录》)

叶：煮鲫鱼鲊食，断卒下痢。根：入生发膏用。（弘景）

根、叶：煮食，温中下气，补虚益阳，调和脏腑，令人能食，止泄血脓，腹中冷痛。生捣汁服，主胸痹骨痛不可触者，又解药毒，疗狂狗咬人数发者，亦涂诸蛇虺、蝎虿、恶虫毒。（藏器）

饮生汁，主上气喘息欲绝，解肉脯毒。煮汁饮，止消渴盗汗。熏产妇血运，洗肠痔脱肛。（时珍）

【发明】〔弘景曰〕此菜殊辛臭，虽煮食之，便出犹熏灼，不如葱、薤，熟即无气，最是养生所忌。

〔时珍曰〕韭，叶热根温，功用相同。生则辛而散血，熟则甘而补中。入足厥阴经，乃肝之菜也。《素问》言心病宜食韭，《食鉴本草》言归肾，文虽异而理则相贯。盖心乃肝之子，肾乃肝之母，母能令子实，虚则补其母也。道家目为五荤之一，谓其能昏人神而动虚阳也。有一贫叟病噎膈，食入即吐，胸中刺痛。或令取韭汁，入盐、梅、卤汁少许，细呷，得入渐加，忽吐稠涎数升而愈。此亦仲景治胸痹用薤白，皆取其辛温能散胃脘痰饮恶血之义也。

附方

夜出盗汗。韭根四十九根，水二升，煮一升，顿服。（《千金方》）

消渴引饮。韭苗日用三五两，或炒或作羹，勿入盐，入酱无妨。吃至十斤即住，极效。过清明勿吃。有人病此，引饮无度，得此方而愈。（秦运副方）

脱肛不收。生韭一斤（切），以酥拌炒熟，绵裹作二包，更互熨之，

以入为度。（《圣惠方》）

小儿胎毒。初生时，以韭汁少许灌之，即吐出恶水恶血，永无诸疾。（《四声本草》）

小儿腹胀。韭根捣汁，和猪肪煎服一合。间日一服，取愈。（《秘录》）

五般疮癣。韭根炒存性，捣末，以猪脂和涂之。数度愈。（《经验方》）

聤耳出汁。韭汁日滴三次。（《圣惠方》）

生姜

《名医别录》中品

释名 〔时珍曰〕王安石《字说》云：姜能疆御百邪，故谓之姜。初生嫩者其尖微紫，名紫姜，或作子姜；宿根谓之母姜也。

集解 〔时珍曰〕姜宜原隰沙地。四月取母姜种之。五月生苗如初生嫩芦，而叶稍阔似竹叶，对生，叶亦辛香。秋社前后新芽顿长，如列指状，采食无筋，谓之子姜。

【气味】辛，微温，无毒。

【主治】久服去臭气，通神明。（《神农本草经》）

归五脏，除风邪寒热，伤寒头痛鼻塞，咳逆上气，止呕吐，去痰下气。（《名医别录》）

去水气满，疗咳嗽时疾。和半夏，主心下急痛。又汁和杏仁作煎，下一切结气实，心胸拥隔冷热气，神效。

捣汁和蜜服，治中热呕逆不能下食。（甄权）

散烦闷，开胃气。汁作煎服，下一切结实，冲胸膈恶气，神验。（孟诜）

破血调中，去冷气。汁，解药毒。（藏器）

除壮热，治痰喘胀满，冷痢腹痛，转筋心满，去胸中臭气、狐臭，杀腹内长虫。（张鼎）

益脾胃，散风寒。（元素）

生用发散，熟用和中。解食野禽中毒成喉痹。浸汁，点赤眼。捣汁和黄明胶熬，贴风湿痛甚妙。（时珍）

葱

《神农本草经》中品

集解〔恭曰〕葱有数种，山葱曰茖葱，疗病似胡葱。其人间食葱有两种：一种冻葱，经冬不死，分茎栽莳而无子；一种汉葱，冬即叶枯。食用入药，冻葱最善，气味亦佳也。

〔颂曰〕入药用山葱、胡葱，食品用冬葱、汉葱。又有一种楼葱，亦冬葱类，江南人呼为龙角葱，荆楚间多种之，其皮赤，每茎上出歧如八角，故云。

〔时珍曰〕冬葱即慈葱，或名太官葱。谓其茎柔细而香，可以经冬，太官上供宜之，故有数名。汉葱一名木葱，其茎粗硬，故有木名。冬葱无子。汉葱春末开花成丛，青白色。其子味辛色黑，有皱纹，作三瓣状。收取阴干，勿令浥郁，可种可栽。

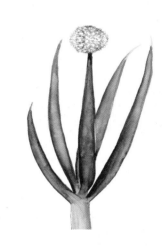

葱

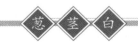

【气味】辛，平。叶：温。根须：平。并无毒。

【主治】作汤，治伤寒寒热，中风面目浮肿，能出汗。（《神农本草经》）

伤寒骨肉碎痛，喉痹不通，安胎，归目益目睛，除肝中邪气，安中利五脏，杀百药毒。根：治伤寒头痛。

（《名医别录》）

主天行时疾，头痛热狂，霍乱转筋，及奔豚气、脚气、心腹痛，目眩，止心迷闷。（《大明》）

通关节，止衄血，利大小便。（孟诜）

治阳明下痢、下血。（李杲）

达表和里，止血。（宁原）

除风湿，身痛麻痹，虫积心痛，止大人阳脱、阴毒腹痛，小儿盘肠内钓，妇人妊娠溺血，通乳汁，散乳痈，利耳鸣，涂猘犬伤，制蚯蚓毒。（时珍）

杀一切鱼、肉毒。（士良）

附方

感冒风寒（初起）。即用葱白一握，淡豆豉半合，泡汤服之，取汗。（《濒湖集简方》）

伤寒头痛（如破者）。连须葱白半斤，生姜二两，水煮温服。（《活人书》）

时疾头痛（发热者）。以连根葱白二十根，和米煮粥，入醋少许，热食取汗即解。（《济生秘览》）

数种伤寒（初起一二日，不能分别者）。用上法取汗。

伤寒劳复（因交接者，腹痛卵肿）。用葱白捣烂，苦酒一盏，和服之。（《千金方》）

风湿身痛。生葱擂烂，入香油数点，水煎，调川芎、郁金末一钱服，取吐。（《丹溪心法》）

妊娠伤寒（赤斑变为黑斑，尿血者）。以葱白一把，水三升，煮热服汁，食葱令尽，取汗。（《伤寒类要》）

六月孕动（困笃难救者）。葱白一大握，水三升，煎一升，去滓顿服。（杨氏《产乳》）

胎动下血（病痛抢心）。杨氏《产乳》方：用葱白煮浓汁饮之。未死即安，已死即出。未效再服。一方：加川芎。一方：用银器同米煮粥及羹食。（《梅师方》）

卒心急痛（牙关紧闭欲绝）。以老葱白五茎去皮须，捣膏，以匙送入咽中，灌以麻油四两，但得下咽即苏。

少顷，虫积皆化黄水而下，永不再发。累得救人。（《瑞竹堂方》）

霍乱烦躁（坐卧不安）。葱白二十茎，大枣二十枚，水三升，煎二升，分服。（《梅师方》）

腹皮麻痹不仁者。多煮葱白食之，即自愈。（危氏方）

小便闭胀（不治杀人）。葱白三斤，剉炒帕盛，二个更互熨小腹，气透即通也。（许学士《本事方》）

大小便闭。捣葱白和酢，封小腹上。仍灸七壮。（《外台秘要》）

小便淋涩（或有血者）。以赤根楼葱近根截一寸许，安脐中，以艾灸七壮。（《经验方》）

阴囊肿痛。葱白、乳香捣涂，即时痛止肿消。又方：用煨葱入盐，杵如泥，涂之。

小便溺血。葱白一握，郁金一两，水一升，煎二合，温服。一日三次。（《普济方》）

赤白下痢。葱白一握细切，和米煮粥，日日食之。（《食医心镜》）

叶

【主治】煨研，敷金疮水入皲肿。盐研，敷蛇、虫伤及中射工、溪毒。（《日华》）

主水病足肿。（苏颂）

利五脏，益目精，发黄疸。（思邈

附方

水病足肿。葱茎叶煮汤渍之，日三五次妙。（韦宙《独行方》）

小便不通。葱白连叶捣烂，入蜜，合外肾上，即通。（《永类钤方》）

疮伤风水（肿痛）。取葱青叶和干姜、黄柏等分，煮汤浸洗，立愈。（《食疗》）

汁

【气味】辛，温，滑，无毒。

【主治】溺血，饮之。解藜芦及桂毒。（《名医别录》）

散瘀血，止衄止痛，治头痛耳聋，消痔漏，解众药毒。（时珍）

能消桂为水，化五石，《仙方》所用。（弘景）

 附方

金疮出血（不止）。取葱炙热，按汁涂之即止。（《梅师方》）

火焰丹毒（从头起者）。生葱汁涂之。

痔瘘作痛。葱涎、白蜜和涂之，先以木鳖子煎汤熏洗，其冷如冰即效。一人苦此，早间用之，午刻即安也。（唐仲举方）

须

【主治】通气。（孟诜）

疗饱食房劳，血渗入大肠，便血肠澼成痔，日干，研末，每服二钱，温酒下。（时珍）

 附方

喉中肿塞（气不通者）。葱须阴干为末，每用二钱，入蒲州胆矾末一钱，和匀。每用一字，吹之。（《杜壬方》）

花

【主治】心脾痛如锥刀刺，腹胀。用一升，同吴茱萸一升，水一大升八合，煎七合，去滓，分三服，立效。（苏颂）

实

【气味】辛，大温，无毒。

【主治】明目，补中气不足。（《神农本草经》）

温中益精。（《日华》）

宜肺，归头。（思邈）

胡萝卜

《本草纲目》

释名 〔时珍曰〕元时始自胡地来，气味微似萝卜，故名。

集解 〔时珍曰〕胡萝卜今北土、山东多莳之，淮、楚亦有种者。八月下种，生苗如邪蒿，肥茎有白毛，辛臭如蒿，不可食。冬月掘根，生、熟皆可啖，兼果、蔬之用。

【气味】 甘、辛，微温，无毒。

【主治】 下气补中，利胸膈肠胃，安五脏，令人健食，有益无损。（时珍）

【主治】 久痢。（时珍）

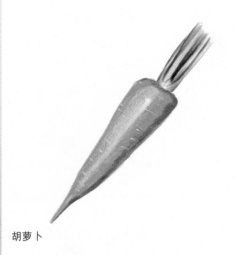

胡萝卜

蒲公英

《唐本草》

释名 耩耨草、金簪草、黄花地丁。

集解 〔时珍曰〕地丁江之南北颇多，他处亦有之，岭南绝无。小科布地，四散而生，茎、叶、花、絮并似苦苣，但小耳。嫩苗可食。

【气味】 甘，平，无毒。

【主治】 妇人乳痈肿，水煮汁饮及封之，立消。（恭）

解食毒，散滞气，化热毒，消恶

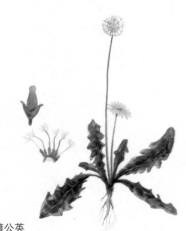

蒲公英

肿、结核、丁肿。（震亨）

【发明】〔震亨曰〕此草属土，开黄花，味甘。解食毒，散滞气，可入阳明、太阴经。化热毒，消肿核，有奇功。同忍冬藤煎汤，入少酒佐服，治乳痈，服罢欲睡，是其功也。睡觉微汗，病即安矣。

〔时珍曰〕萨谦斋《瑞竹堂方》有擦牙乌须发还少丹，甚言此草之功，盖取其能通肾也。故东垣李氏言其为少阴本经必用之药，而著本草者不知此义。

附方

乳痈红肿。蒲公英一两，忍冬藤二两，捣烂。水二钟，煎一钟，食前服。睡觉病即去矣。（《积德堂方》）

疳疮疔毒。蒲公英捣烂覆之，即黄花地丁也。别更捣汁，和酒煎服，取汗。（唐氏方）

多年恶疮。蒲公英捣烂贴。（《救急方》）

茄

《开宝本草》

释名 落苏、昆仑瓜、草鳖甲。〔颂曰〕按段成式云：茄（音加），乃莲茎之名。今呼茄菜，其音若伽，未知所自也。

集解〔颂曰〕茄子处处有之。其类有数种：紫茄、黄茄，南北通有；白茄、青水茄，惟北土有之。入药多用黄茄，其余惟可作菜茹尔。江南一种藤茄，作蔓生，皮薄似壶卢，亦不闻中药。

〔宗奭曰〕新罗国出一种茄，形如鸡子，淡光微紫色，蒂长味甘。今中国已遍有之。

〔时珍曰〕茄种宜于九月黄熟时收取，洗净曝干，至二月下种移栽。株高二三尺，叶大如掌。自夏至秋，开紫花，五瓣相连，五棱如缕，黄蕊绿蒂，蒂包其茄。茄中有瓤，瓤中有子，子如脂麻。其茄有团如栝楼者，长四五寸者。有青茄、紫茄、白茄。白茄亦名银茄，更胜青者。诸茄至老皆黄，苏颂以黄茄为一种，似未深究也。

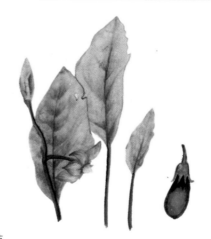

茄

【气味】甘，寒，无毒。

【主治】寒热，五脏劳。（孟诜）老裂者烧灰，治乳裂。（震亨）

散血止痛，消肿宽肠。（时珍）

【发明】〔宗奭曰〕蔬圃中惟此无益。《开宝本草》并无主治，止说损人。后人虽有处治之法，终与正文相失。圃人又下于暖处，厚加粪壤，遂于小满前后求贵价以售。既不以时，损人益多。不时不食，乌可忽也。

〔震亨曰〕茄属土，故甘而喜降，大肠易动者忌之。老实治乳头裂，茄根煮汤渍冻疮，折蒂烧灰治口疮，俱获奇效，皆甘以缓火之意也。

〔时珍曰〕段成式《酉阳杂俎》言茄厚肠胃，动气发疾。盖不知茄之性滑，不厚肠胃也。

附方

久患下血。大茄种三枚，每用一枚，湿纸包煨熟，安瓶内，以无灰酒一升半沃之，蜡纸封闭三日，去茄暖饮。（《普济方》）

大风热痰。用黄老茄子（大者）不计多少，以新瓶盛，埋土中，经一年尽化为水，取出入苦参末，同丸梧子大。食已及卧时酒下三十丸，甚效。此方出江南人传。（《图经本草》）

腰脚拘挛（腰脚风血积冷，筋急拘挛疼痛者）。取茄子五十斤切洗，以水五斗煮取浓汁，滤去滓，更入小铛中，煎至一斗以来，即入生粟粉同煎，

令稀稠得所，取出搜和，更入麝香、朱砂末，同丸如梧子大。每旦用秫米酒送下三十丸，近暮再服，一月乃瘥。男子、女人通用皆验。（《图经本草》）

磕扑青肿。老黄茄极大者，切片如一指厚，新瓦焙研为末。欲卧时温酒调服二钱匕，一夜消尽，无痕迹也。（《胜金方》）

坠损跌仆（散血止痛）。重阳日收老茄子百枚，去蒂四破切之，消石十二两捣碎，以不津器先铺茄子一重，乃下消石一重，如此间铺令尽，以纸数层密封，安置净处，上下以新砖承覆，勿犯地气。至正月后取出，去纸两重，日中曝之。逐日如此，至二三月，度茄已烂，开瓶倾出，滤去滓，别入新器中，以薄绵盖头，又曝，至成膏乃可用。每以酒调半匙，空腹饮之，日再，恶血散则痛止而愈矣。若膏久干硬，即以饭饮化动用之。（《图经本草》）

热毒疮肿。生茄子一枚，割去二分，去瓤二分，似罐子形，合于疮上即消也。如已出脓，再用取瘥。（《圣济总录》）

喉痹肿痛。糟茄或酱茄，细嚼咽汁。（《德生堂方》）

蒂

【主治】烧灰，米饮服二钱，治肠风下血不止及血痔。（吴瑞）

烧灰，治口齿疮蜃。生切，擦癜风。（时珍）

【发明】〔时珍曰〕治癜风，用茄蒂蘸硫、附末掺之，取其散血也。白癜用白茄蒂，紫癜用紫茄蒂，亦各从其类耳。

附方

风蛀牙痛。茄蒂烧灰掺之，或加细辛末等分，日用之。（《仁存方》）

【主治】金疮牙痛。（时珍）

附方

牙痛。秋茄花干之，旋烧研涂痛处，立止。（《海上名方》）

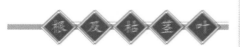

【主治】冻疮皲裂，煮汤渍之，

良。（《开宝》）

散血消肿，治血淋下血，血痢阴挺，齿䘌口蕈。（时珍）

附方

血淋疼痛。茄叶熏干为末，每服二钱，温酒或盐汤下。隔年者尤佳。（《经验良方》）

女阴挺出。茄根烧存性，为末。油调在纸上，卷筒安入内。一日一上。（《乾坤生意》）

口中生蕈。用醋漱口，以茄母（烧灰）、飞盐等分，米醋调稀，时时擦之。（《摘玄方》）

牙齿䘌痛。茄根捣汁，频涂之。陈茄树烧灰敷之。先以露蜂房煎汤漱过。（《海上名方》）

夏月趾肿（不能行走者）。九月收茄根悬檐下，逐日煎汤洗之。（《简便方》）

木耳

《神农本草经》中品

释名 木檽（而、软二音）、木坂。〔时珍曰〕木耳生于朽木之上，无枝叶，乃湿热余气所生。曰耳曰蛾，象形也。曰檽，以软湿者佳也。曰鸡曰坂，因味似也。南楚人谓鸡为坂。曰菌，犹蜠也，亦象形也。蜠乃贝子之名。或曰：地生为菌，木生为蛾。北人曰蛾，南人曰蕈。

集解 〔《名医别录》曰〕五木耳生犍为山谷。六月多雨时采，即曝干。

〔弘景曰〕此云五木耳，而不显言是何

木。惟老桑树生桑耳，有青、黄、赤、白者。软湿者人采以作菹，无复药用。

〔恭曰〕桑、槐、楮、榆、柳，此为五

木耳。软者并堪啖。楮耳人常食，槐耳疗痔。煮浆粥安诸木上，以草覆之，即生蕈尔。

〔时珍曰〕木耳各木皆生，其良毒亦必随木性，不可不审。然今货者，亦多杂木，惟桑、柳、楮、榆之耳为多云。

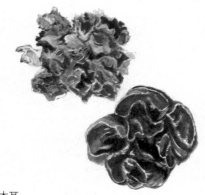

木耳

【气味】甘，平，有小毒。

【主治】益气不饥，轻身强志。（《神农本草经》）

断谷治痔。（时珍）

【发明】〔时珍曰〕按《生生编》云：柳蛾补胃，木耳衰精。言老柳之蛾能补胃理气。木耳乃朽木所生，得一阴之气，故有衰精冷肾之害也。

附方

血注脚疮。桑耳、楮耳、牛屎菰各五钱，胎发灰（男用女，女用男）三钱，研末，油和涂之，或干涂之。(《奇效良方》)

崩中漏下。木耳半斤，炒见烟，为末，每服二钱一分，头发灰三分，共二钱四分，以应二十四气。好酒调服，出汗。（孙氏《集效方》）

新久泄痢。干木耳一两（炒），鹿角胶二钱半（炒），为末。每服三钱，温酒调下，日二。（《御药院方》）

桑耳

【气味】甘，平，有毒。

【主治】黑者，主女人漏下赤白

汁，血病癥瘕积聚，阴痛，阴阳寒热，无子。（《神农本草经》）

疗月水不调。其黄熟陈白者，止久泄，益气不饥。其金色者，治癖饮积聚，腹痛金疮。（《名医别录》）

治女子崩中带下，月闭血凝，产后血凝，男子疝癖。（甄权）

止血衄，肠风泻血，妇人心腹痛。（《大明》）

利五脏，宣肠胃气，排毒气。压丹石人热发，和葱、豉作羹食。（孟诜）

附方

少小鼻衄（小劳辄出）。桑耳熬焦捣末，每发时，以杏仁大塞鼻中，数度即可断。（《肘后方》）

五痔下血。桑耳作羹，空心饱食，三日一作。待孔卒痛如鸟啄状，取大、小豆各一升合捣，作两囊蒸之，及热，

更互坐之即瘥。（《外台》）

脱肛泻血（不止）。用桑黄一两，熟附子一两，为末，炼蜜丸梧子大，每米饮下二十九。（《圣惠方》）

血淋疼痛。桑黄、槲白皮各二钱，水煎服，日一次。（《圣惠方》）

月水不断。肉色黄瘦，血竭暂止，数日复发，小劳辄剧，久疾失治者，皆可服之。桑黄焙研，每服二钱，食前热酒下，日二服。（《普济方》）

崩中漏下。桑耳炒黑为末，酒服方寸匕，日三服取效。（《千金方》）

赤白带下。桑耳切碎，酒煎服。（苏颂《图经》）

留饮宿食。桑耳二两，巴豆一两（去皮），五升米下蒸过，和枣膏捣丸麻子大。每服一二丸，取利止。（《范汪方》）

瘰疬溃烂。桑黄菰五钱，水红豆一两，百草霜三钱，青苔二钱，片脑一分。为末，鸡子白调敷，以车前、艾叶、桑皮煎汤洗之。（《纂要奇方》）

咽喉痹痛。五月五日，收桑上木耳，白如鱼鳞者，临时捣碎，绵包弹子大，蜜汤浸，含之立效。（《便民方》）

面上黑斑。桑耳焙研，每食后热汤服一钱，一月愈。（《摘玄方》）

遗尿且涩。桑耳为末，每酒下方寸匕，日三服。（《圣济总录》）

槐 耳

【气味】苦、辛，平，无毒。

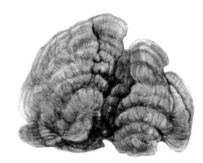

槐耳

【主治】五痔脱肛，下血心痛，妇人阴中疮痛。（苏恭）

治风破血，益力。（甄权）

附方

肠痔下血。槐树上木耳，为末。饮服方寸匕，日三服。（《肘后方》）

崩中不止（不问年月远近）。用槐耳烧存性，为末。每服方寸匕，温酒下。（《产宝方》）

产后血瘕（欲死者）。槐鸡半两为末，酒浓煎饮，立愈。（《妇人良方》）

蛔虫心痛。槐木耳烧存性，为末，水服枣许。若不止，饮热水一升，蛔虫立出。（张文仲《备急方》）

月水不断（劳损黄瘦，暂止复发，小劳辄剧者）。槐蛾（炒黄）、赤石脂各一两，为末，食前热酒服二钱。桑黄亦可。（《圣惠方》）

果部

GUOBU

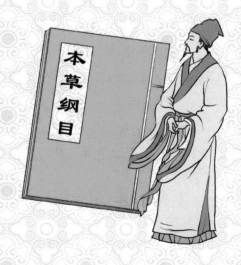

杏

《神农本草经》下品

┃释名┃ 甜梅。〔时珍曰〕杏字篆文象子在木枝之形。或云从口及从可者，并非也。《江南录》云：杨行密改杏名甜梅。

┃集解┃〔时珍曰〕诸杏，叶皆圆而有尖，二月开红花，亦有千叶者，不结实。甘而有沙者为沙杏，黄而带酢者为梅杏，青而带黄者为柰杏。其金杏大如梨，黄如橘。《西京杂记》载蓬莱杏花五色，盖异种也。

【气味】酸，热，有小毒。

【主治】曝脯食，止渴，去冷热毒。心之果，心病宜食之。（思邈）

【气味】甘（苦），温（冷利），有小毒。

【主治】咳逆上气雷鸣，喉痹，下气，产乳金疮，寒心奔豚。（《神农本草经》）

惊痫，心下烦热，风气往来。时行头痛，解肌，消心下急满痛，杀狗毒。（《名医别录》）

治腹痹不通，发汗，主温病脚气，咳嗽上气喘促。入天门冬煎，润心肺。和酪作汤，润声气。（甄权）

除肺热，治上焦风燥，利胸膈气逆，润大肠气秘。（元素）

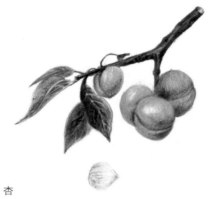

杏

【发明】〔元素曰〕杏仁气薄味厚，浊而沉坠，降也、阴也。入手太阴经。其用有三：润肺也，消食积也，散滞气也。

〔时珍曰〕杏仁能散能降，故解肌散风、降气润燥、消积治伤损药中用之。治疮杀虫，用其毒也。

附方

耳出脓汁。杏仁炒黑，捣膏绵裹纳入，日三四易之，妙。（《梅师方》）

鼻中生疮。杏仁研末，乳汁和敷。（《千金方》）

白癜风斑。杏仁连皮尖，每早嚼二七粒，揩令赤色。夜卧再用。（《圣济总录》）

【气味】苦，温，无毒。

【主治】补不足，女子伤中，寒热痹厥逆。（《名医别录》）

附方

粉滓面䵟。杏花、桃花各一升，东流水浸七日，洗面三七遍，极妙。（《圣济总录》）

【主治】人卒肿满，身面洪大，煮浓汁热渍，亦少少服之。（《肘后》）

【主治】堕伤，取一握，水一升煮减半，入酒三合和匀，分再服，大效。（苏颂）

附方

坠仆瘀血（在内，烦闷者）。用东引杏树枝三两，细锉微熬，好酒二升煎十余沸，分二服。（《塞上方》）

【主治】食杏仁多，致迷乱将死，切碎煎汤服，即解。（时珍）

梅

《神农本草经》中品

■释名〔时珍曰〕梅，古文作呆，像子在木上之形。

■集解〔时珍曰〕按陆机《诗疏》云：梅，杏类也。树、叶皆略似杏。叶有长尖，先众木而花。其实酢，曝干为脯，入羹臛齑中，又含之可以香口。子赤者材坚，子白者材脆。

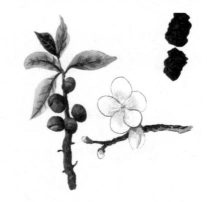

梅

【气味】酸，平，无毒。

【发明】〔宗奭曰〕食梅则津液泄者，水生木也。津液泄则伤肾，肾属水，外为齿故也。

〔时珍曰〕梅，花开于冬而实熟于夏，得木之全气，故其味最酸，所谓曲直作酸也。肝为乙木，胆为甲木。人之舌下有四窍，两窍通胆液，故食梅则津生者，类相感应也。故《素问》云：味过于酸，肝气以津。又云：酸走筋，筋病无多食酸。不然，物之味酸者多矣，何独梅能生津耶？

乌梅

【气味】酸，温、平，涩，无毒。

【主治】下气，除热烦满，安心，止肢体痛，偏枯不仁，死肌，去青黑痣，蚀恶肉。（《神农本草经》）

去痹，利筋脉，止下痢，好唾口干。（《名医别录》）

止渴调中，去痰治疟瘴，止吐逆霍乱，除冷热痢。（藏器）

治虚劳骨蒸，消酒毒，令人得睡。和建茶、干姜为丸服，止休息痢，大验。（《大明》）

敛肺涩肠，止久嗽泻痢，反胃噎膈，蛔厥吐利，消肿涌痰，杀虫，解鱼毒、马汗毒、硫黄毒。（时珍）

桃

《神农本草经》下品

■释名〔时珍曰〕桃性早花，易植而子繁，故字从木、兆。十亿曰兆，言其多也。或云从兆谐声也。

■集解〔时珍曰〕桃品甚多，易于栽种，且早结实。五年宜以刀劙其皮，出其脂液，则多延数年。

实

【气味】辛、酸、甘，热，微毒。

【主治】作脯食，益颜色。（《大明》）

肺之果，肺病宜食之。（思邈）

核仁

【气味】苦、甘，平，无毒。

【主治】瘀血血闭，癥瘕邪气，杀小虫。（《神农本草经》）

止咳逆上气，消心下坚硬，除卒

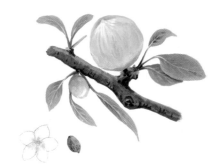

桃

暴击血，通月水，止心腹痛。（《名医别录》）

治血结、血秘、血燥，通润大便，破蓄血。（元素）

杀三虫，又每夜嚼一枚和蜜，涂手、面良。（孟诜）

主血滞风痹骨蒸，肝疟寒热，鬼注疼痛，产后血病。（时珍）

【发明】〔杲曰〕桃仁苦重于甘，气薄味厚，沉而降，阴中之阳，手、足厥阴经血分药也。苦以泄滞血，甘以生新血，故破凝血者用之。其功有四：治热入血室，一也；泄腹中滞血，二也；除皮肤血热燥痒，三也；行皮肤凝聚之血，四也。

〔成无己曰〕肝者血之源，血聚则肝气燥，肝苦急，急食甘以缓之。桃仁之甘以缓肝散血，故张仲景抵当汤用之，以治伤寒八九日，内有蓄血，发热如狂，小腹满痛，小便自利者。又有当汗失汗，热毒深入，吐血及血结胸，烦躁谵语者，亦以此汤主之。与虻虫、水蛭、大黄同用。

附方

延年去风（令人光润）。用桃仁五合去皮，用粳米饭浆同研，绞汁令尽，温温洗面，极妙。（《千金翼方》）

上气咳嗽（胸满气喘）。桃仁三两去皮尖，以水一大升研汁，和粳米二合煮粥食之。（《心镜》）

小儿聤耳。桃仁炒研绵裹，日日塞之。（《千金方》）

大便不快（里急后重）。用桃仁三两（去皮），吴茱萸二两，食盐一两，同炒熟，去盐、茱，每嚼桃仁五七粒。（《总录》）

 桃毛

【气味】辛，平，微毒。

【主治】破血闭，下血瘕，寒热积聚，无子，带下诸疾。（《名医别录》）
疗崩中，破癖气。（《大明》）

梨

《名医别录》下品

释名 快果、果宗、玉乳、蜜父。〔震亨曰〕梨者，利也。其性下行流利也。〔弘景曰〕梨种殊多，并皆冷利，多食损人，故俗人谓之快果，不入药用。

集解〔时珍曰〕梨树高二三丈，尖叶光腻有细齿，二月开白花如雪六出。上已无风则结实必佳。故古语云：上已有风梨有蠹，中秋无月蚌无胎。贾思勰言梨核每颗有十余子，种之惟一二子生梨，余皆生杜，此亦一异也。杜即棠梨也。梨品甚多，必须棠梨、桑树接过者，则结子早而佳。梨有青、黄、红、紫四色。乳梨即雪梨，鹅梨即绵梨，消梨即香水梨也。俱为上品，可以治病。御儿梨即玉乳梨之讹。或云御儿一作语儿，地名也，在苏州嘉兴县，见《汉书·注》。其他青皮、早谷、半斤、沙糜

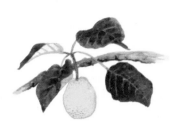

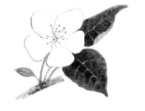

梨

诸梨，皆粗涩不堪，止可蒸煮及切烘为脯尔。一种醋梨，易水煮熟，则甜美不损人也。昔人言梨，皆以常山真定、山阳钜野、梁国睢阳、齐国临淄、钜鹿、弘农、京兆、邺都、洛阳为称。盖好梨多产于北土，南方惟宣城者为胜。

实

【气味】甘、微酸，寒，无毒。

【主治】热嗽，止渴。切片贴汤火伤，止痛不烂。（苏恭）

治客热，中风不语，治伤寒热发，解丹石热气、惊邪，利大小便。（《开宝》）

除贼风，止心烦气喘热狂。作浆，吐风痰。（《大明》）

卒暗风不语者，生捣汁频服。胸中痞塞热结者，宜多食之。（孟诜）

润肺凉心，消痰降火，解疮毒、酒毒。（时珍）

【发明】〔时珍曰〕《名医别录》著梨，止言其害，不著其功。陶隐居言梨不入药。盖古人论病多主风寒，用药皆是桂、附，故不知梨有治风热、润肺凉心、消痰降火、解毒之功也。今人痰病、火病，十居六七。梨之有益，盖不为少，但不宜过食尔。

附方

消渴饮水。用香水梨（鹅梨或江南雪梨皆可）取汁以蜜汤熬成瓶收。无时以热水或冷水调服，愈乃止。（《普济方》）

卒得咳嗽。崔元亮《海上方》：用好梨去核，捣汁一碗，入椒四十粒，煎一沸去滓，纳黑饧一大两，消讫，细细含咽立定。（苏颂）

暗风失音。生梨，捣汁一盏饮之，日再服。（《食疗本草》）

小儿风热（昏懵躁闷，不能食）。用消梨三枚切破，以水二升，煮取汁一升，入粳米一合，煮粥食之。（《圣惠方》）

赤眼肿痛。鹅梨一枚（捣汁），黄连末半两，腻粉一字，和匀绵裹浸梨汁中，日日点之。（《圣惠方》）

反胃转食（药物不下）。用大雪梨一个，以丁香十五粒刺入梨内，湿纸包四五重，煨熟食之。（《总录》）

山楂

《唐本草》

释名 赤爪子、鼠楂、猴楂、茅楂。〔时珍曰〕山楂味似楂子，故亦名楂。

集解〔时珍曰〕赤爪、棠梂、山楂，一物也。古方罕用，故《唐本》虽有赤爪，后人不知即此也。自丹溪朱氏始著山楂之功，而后遂为要药。

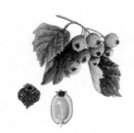

山楂

实

【气味】酸，冷，无毒。

【主治】煮汁服，止水痢。沐头洗身，治疮痒。（《唐本》）

煮汁洗漆疮，多瘥。（弘景）

治腰痛有效。（苏颂）

消食积，补脾，治小肠疝气，发小儿疮疹。（吴瑞）

健胃，行结气。治妇人产后儿枕痛，恶露不尽，煎汁入砂糖服之，立效。（震亨）

化饮食，消内积癥瘕，痰饮痞满吞酸，滞血痛胀。（时珍）

化血块气块，活血。（宁原）

【发明】〔震亨曰〕山楂大能克化饮食。若胃中无食积，脾虚不能运化，不思食者，多服之，则反克伐脾胃生发之气也。

〔时珍曰〕凡脾弱食物不克化，胸腹酸刺胀闷者，于每食后嚼二三枚，绝佳。但不可多用，恐反克伐也。

按《物类相感志》言：煮老鸡、硬肉，入山楂数颗即易烂。则其消肉积之功，益可推矣。

附方

偏坠疝气。山棠梂肉、茴香（炒）各一两为末，糊丸梧子大。每服一百丸，空心白汤下。（《卫生易简方》）

老人腰痛（及腿痛）。用棠梂子、鹿茸（炙）等分，为末，蜜丸梧子大。每服百丸，日二服。

核

【主治】吞之，化食磨积，治癫疝。（时珍）

附方

难产。山楂核七七粒，百草霜为衣，酒吞下。（《海上方》）

橘

《神农本草经》上品

释名 〔时珍曰〕橘，从矞（音鹬），谐声也。又云，五色为庆，二色为矞。橘实外赤内黄，剖之香雾纷郁，有似乎矞云。橘之从矞，又取此意也。

集解 〔时珍曰〕夫橘、柚、柑三者相类而不同。橘实小，其瓣味微酢，其皮薄而红，味辛而苦。柑大于橘，其瓣味甘，其皮稍厚而黄，味辛而甘。柚大小皆如橙，其瓣味酢，其皮最厚而黄，味甘而不甚辛。

【气味】甘、酸，温，无毒。

【主治】甘者润肺，酸者聚痰。（藏器）

【发明】〔时珍曰〕橘皮下气消

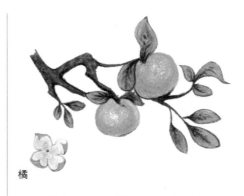

橘

痰，其肉生痰聚饮，表里之异如此，凡物皆然。今人以蜜煎橘充果食甚佳，亦可酱葅也。

枣

《神农本草经》上品

释名 〔时珍曰〕按陆佃《埤雅》云：大曰枣，小曰棘。棘，酸枣也。

集解 〔《名医别录》曰〕枣生河东平泽。

〔弘景曰〕世传河东猗氏县枣特异。今青州出者形大而核细，多膏甚甜。郁州互市者亦好，小不及耳。江东临沂、金城枣形大而虚，少脂，好者亦可用之。南枣大恶，不堪啖。

〔颂曰〕近北州郡皆出枣，惟青州之种特佳。晋州、绛州者虽大，而不及青州肉厚也。江南出者，坚燥少脂。今园圃种莳者，其种甚多。美者有水菱枣、御枣之类，皆不堪入药，盖肌肉轻虚故也。南郡人煮而曝干，皮薄而皱，味更甘于他枣，谓之天蒸枣，亦不入药。

〔宗奭曰〕大枣先青州，次晋州，皆可晒曝入药，益脾胃。余者止可充食用耳。青州人以枣去皮核，焙干为枣圈，以为奇果。有御枣，甘美轻脆，后众枣熟而易生虫，今人所谓扑落酥者是也。又有牙枣，先众枣熟，亦甘美，微酸而尖长。二枣皆可啖，不堪收曝。

〔时珍曰〕枣木赤心有刺。四月生小叶，尖觥光泽。五月开小花，白色微青。南北皆有，惟青、晋所出者肥大甘美，入药为良。其类甚繁，《尔雅》所载之外，郭义恭《广志》有狗牙、鸡心、牛头、羊矢、狝猴、细腰、赤心、三星、骈白之名，又有木枣、氐枣、桂枣、夕枣、灌枣、墟枣、蒸枣、白枣、棠枣，及安邑、信都诸枣。谷城紫枣长二寸，羊角枣长三寸。密云所出小枣，脆润核细，味亦甘美，皆可充果食，不堪入药。入药须用青州及晋地晒干大枣为良。

大枣

【释名】干枣、美枣、良枣。

【气味】甘，平，无毒。

【主治】心腹邪气，安中，养脾气，平胃气，通九窍，助十二经，补少气、少津液、身中不足，大惊四肢重，和百药。久服轻身延年。（《神农本草经》）

补中益气，坚志强力，除烦闷，疗心下悬，除肠澼。久服不饥神仙。（《名医别录》）

润心肺，止嗽，补五脏，治虚损，除肠胃癖气。和光粉烧，治疳痢。（《大明》）

和阴阳，调荣卫，生津液。（李杲）

【发明】〔弘景曰〕道家方药，以枣为佳饵。其皮利，肉补虚，所以合汤皆擘之也。

〔杲曰〕大枣气味俱厚，阳也。温以补不足，甘以缓阴血。

〔成无己曰〕邪在营卫者，辛甘以解之。故用姜、枣以和营卫，生发脾胃升腾之气。张仲景治奔豚，用大枣滋脾土以平肾气也。治水饮胁痛有十枣汤，益土而胜水也。

〔震亨曰〕枣属土而有火，味甘性缓。甘先入脾，补脾者未尝用甘。故今人食甘多者，脾必受病也。

〔时珍曰〕《素问》言枣为脾之果，脾病宜食之。谓治病和药，枣为脾经血分药也。若无故频食，则生虫损齿，贻害多矣。

附方

调和胃气。以干枣去核，缓火逼燥为末。量多少入少生姜末，白汤点服。调和胃气甚良。（《衍义》）

小肠气痛。大枣一枚去核，用斑蝥一枚去头、足、翅，入枣内，纸包煨熟，去蝥食枣，以桂心、莒澄茄汤下。（《直指》）

伤寒热病（后口干咽痛，喜唾）。大枣二十枚，乌梅十枚，捣入蜜丸。含如杏核大，咽汁甚效。（《千金方》）

妊娠腹痛。大红枣十四枚，烧焦为末，以小便服之。（《梅师方》）

大便燥塞。大枣一枚去核，入轻粉半钱缚定，煨熟食之，仍以枣汤送下。（《直指》）

烦闷不眠。大枣十四枚，葱白七茎，水三升，煮一升，顿服。（《千金方》）

上气咳嗽。治伤中筋脉急，上气咳嗽者。用枣二十枚去核，以酥四两微火煎，入枣肉中泣尽酥，取收之。常含一枚，微微咽之取瘥。（《圣惠方》）

肺疽吐血。因啖辛辣、热物致伤者。用红枣（连核烧存性）、百药煎（煅过）等分，为末。每服二钱，米饮下。（《三因》）

耳聋鼻塞（不闻音声、香臭者）。取大枣十五枚（去皮核），蓖麻子三百枚（去皮），和捣。绵裹塞耳、鼻，日一度。三十余日，闻声及香臭也。先治耳，后治鼻，不可并塞。（孟诜《食疗》）

久服香身。用大枣肉和桂心、白瓜仁、松树皮为丸，久服之。（《食疗本草》）

走马牙疳。新枣肉一枚，同黄柏烧焦为末，油和敷之。若加砒少许更妙。（王氏《博济》）

诸疮（久坏不愈者）。枣膏三升，煎水频洗，取愈。（《千金方》）

痔疮疼痛。大肥枣一枚剥去皮，取水银掌中，以唾研令极熟，敷枣瓢上，纳入下部，良。（《外台秘要》）

下部虫痒。蒸大枣取膏，以水银和捻，长三寸，以绵裹，夜纳下部中，明日虫皆出也。（《肘后方》）

【气味】燔之，苦，平，无毒。

【主治】恶气卒疰忤。（孟诜）核烧研，掺胫疮良。（时珍）

【发明】〔时珍曰〕按《刘根别传》云：道士陈孜如痴人，江夏袁仲阳敬事之。孜曰：今春当有疾，可服枣核中仁二十七枚。后果大病，服之而愈。又云：常服枣仁，百邪不复干也。仲阳服之有效，则枣果有治邪之说矣。又《道书》云：常含枣核治气，令口行津液，咽之佳。谢承《后汉书》亦云：孟节能含枣核，不食可至十年也。此皆借枣以生津受气，而咽之又能达黄宫，以交离坎之义耳。

【气味】甘，温，微毒。

【主治】覆麻黄，能令出汗。（《神农本草经》）

和葛粉，揩热痱疮，良。（《名医别录》）

治小儿壮热，煎汤浴之。（《大明》）

附方

小儿伤寒（五日已后热不退）。用枣叶半握，麻黄半两，葱白、豆豉各一合，童子小便二钟，煎一钟，分二服，取汗。（《圣济总录》）

反胃呕哕。干枣叶一两，藿香半两，丁香二钱半，每服二钱，姜三片，水一盏煎服。（《圣惠方》）

木心

【气味】甘，涩，温，有小毒。

【主治】中蛊腹痛，面目青黄，淋露骨立。剉取一斛，水淹三寸，煮至二斗澄清，煎五升，旦服五合，取吐即愈。又煎红水服之，能通经脉。（时珍）

根

【主治】小儿赤丹从脚跌起，煎汤频浴之。（时珍）

附方

令发易长。取东行枣根三尺，横安甑上蒸之，两头汗出，收取敷发，即易长。（《圣惠方》）

皮

【主治】同老桑树皮，并取北向者，等分，烧研。每用一合，井水煎，澄取清，洗目。一月三洗，昏者复明。忌荤、酒、房事。（时珍）

杨梅

《开宝本草》

释名 杭子（音求）。〔时珍曰〕其形如水杨子而味似梅，故名。段氏《北户录》名杭子。扬州人呼白杨梅为圣僧。

集解〔志曰〕杨梅生江南、岭南山谷。树若荔枝树，而叶细阴青。子形似水杨子，而生青熟红，肉在核上，无皮壳。四月、五月采之。南人腌藏为果，寄至北方。

〔时珍曰〕杨梅树叶如龙眼及紫瑞香，冬月不凋。二月开花结实，形如楮实子，五月熟，有红、白、紫三种，红胜于白，紫胜于红，颗大则核细，盐藏、蜜渍、糖收皆佳。东方朔《林邑记》云：邑有杨梅，其大如杯碗，青时极酸，熟则如蜜。用以酿酒，号为梅香酎，甚珍重之。赞宁《物类相感志》云：桑上接杨梅则不酸。杨梅树生癞，以甘草钉钉之则无。皆物理之妙也。

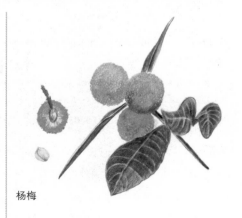

杨梅

实

【气味】酸、甘，温，无毒。

【主治】盐藏食，去痰止呕哕，消食下酒。干作屑，临饮酒时服方寸匕，止吐酒。（《开宝》）

止渴，和五脏，能涤肠胃，除烦愤恶气。烧灰服，断下痢甚验。盐者常含一枚，咽汁，利五脏下气。（孟诜）

附方

小儿伤寒（五日已后热不退）。用枣叶半握，麻黄半两，葱白、豆豉各一合，童子小便二钟，煎一钟，分二服，取汗。（《圣济总录》）

反胃呕哕。干枣叶一两，藿香半两，丁香二钱半，每服二钱，姜三片，水一盏煎服。（《圣惠方》）

核 仁

【主治】脚气。（时珍）

树 皮 及 根

【主治】煎汤，洗恶疮疥癣。（《大明》）

煎水，漱牙痛。服之，解砒毒。烧灰油调，涂汤火伤。（时珍）

附方

中砒毒。心腹绞痛，欲吐不吐，面青肢冷。用杨梅树皮煎汤二三碗，服之即愈。（王硕《易简方》）

风虫牙痛。《普济方》：用杨梅根（皮厚者，焙）一两，芎藭五钱，麝香少许，研末。每用半钱，鼻内嗜之，口中含水，涎出痛止。《摘要方》：用杨梅根皮、韭菜根、厨案上油泥等分捣匀，贴于两腮上，半时辰，其虫从眼角出也。屡用有效之方。

樱桃

《名医别录》上品

释名 莺桃、含桃、荆桃。〔宗奭曰〕孟诜《本草》言此乃樱，非桃也。虽非桃类，以其形肖桃，故曰樱桃，又何疑焉？如沐猴梨、胡桃之类，皆取其形相似耳。

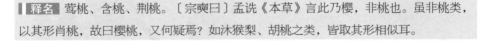

集解〔颂曰〕樱桃处处有之，而洛中者最胜。其木多阴，先百果熟，故古人多贵之。其实熟时深红色者，谓之朱樱。紫色，皮里有细黄点者，谓之紫樱，味最珍重。又有正黄明者，谓之蜡樱；小而红者，谓之樱珠，味皆不及。极大者，有若弹丸，核细而肉厚，尤难得。

〔时珍曰〕樱桃树不甚高。春初开白花，繁英如雪。叶团，有尖及细齿。结子一枝数十颗，三月熟时须守护，否则鸟食无遗也。盐藏、蜜煎皆可，或同蜜捣作糕食之，唐人以酪荐食之。林洪《山家清供》云：樱桃经雨则虫自内生，人莫之见。用水浸良久，则虫皆出，乃可食也。试之果然。

【气味】甘，热，涩，无毒。

【主治】调中，益脾气，令人好颜色，美志。（《名医别录》）

止泄精、水谷痢。（孟诜）

【发明】〔宗奭曰〕小儿食之过多，无不作热。此果三月末、四月初熟，得正阳之气，先诸果熟，故性热也。

〔震亨曰〕樱桃属火而有土，性大热而发湿。旧有热病及喘嗽者，得之立病，且有死者也。

〔时珍曰〕张子和《儒门事亲》云：舞水一富家有二子，好食紫樱，每日啖一二升。半月后，长者发肺痿，幼者发肺痈，相继而死。呜呼！百果之生，所以养人，非欲害人。富贵之家，纵其嗜欲，取死是何？天耶命耶？邵尧夫诗云：爽口物多终作疾，真格言哉。观此，则寇、朱二氏之言，益可证矣。

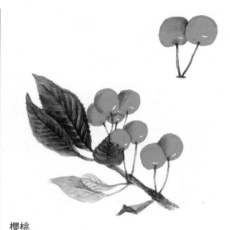

樱桃

【主治】蛇咬，捣汁饮，并敷之。（颂）

 东 行 根

【主治】煮汁服，立下寸白蛔虫。（颂）

 枝

【主治】雀卵斑䵟，同紫萍、牙皂、白梅肉研和，日用洗面。（时珍）

 叶

【气味】甘，平，无毒。

 花

【主治】面黑粉滓。

 # 枇杷

《名医别录》中品

释名 〔宗奭曰〕其叶形似琵琶，故名。

集解 〔颂曰〕枇杷旧不著所出州土，汉、吴、蜀、闽、岭、江西南、湖南北皆有之。木高丈余，肥枝长叶，大如驴耳，背有黄毛，阴密婆娑可爱，四时不凋。

盛冬开白花，至三四月成实作梂，生大如
弹丸，熟时色如黄杏，微有毛，皮肉甚薄，
核大如茅栗，黄褐色。四月采叶，曝干用。

〔时珍曰〕案郭义恭《广志》云：枇杷
易种，叶微似栗，冬花春实。其子簇结有毛，
四月熟，大者如鸡子，小者如龙眼，白者
为上，黄者次之。无核者名焦子，出广州。

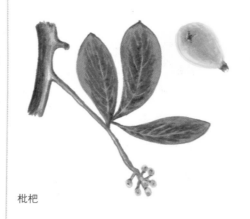

枇杷

 实

【气味】甘、酸，平，无毒。

【主治】止渴下气，利肺气，止
吐逆，主上焦热，润五脏。（《大明》）

 叶

【气味】苦，平，无毒。

【主治】卒啘不止，下气，煮汁
服。（《名医别录》）

煮汁饮，主渴疾，治肺气热嗽，
及肺风疮，胸面上疮。（孟诜）

和胃降气，清热解暑毒，疗脚气。
（时珍）

【发明】〔时珍曰〕枇杷叶气薄
味厚，阳中之阴。治肺胃之病，大
都取其下气之功耳。气下则火降痰

附方

温病发哕。因饮水多者。枇杷叶
（去毛，炙香）、茅根各半斤，水四升，

煎二升，稍稍饮之。（庞安常方）

反胃呕哕。枇杷叶（去毛，炙）、
丁香各一两，人参二两，为末。每服三钱，
水一盏，姜三片，煎服。（《圣惠方》）

痔疮肿痛。枇杷叶（蜜炙）、乌梅
肉（焙），为末。先以乌梅汤洗，贴之。
（《集要》）

顺，而逆者不逆，呕者不呕，渴者
不渴，咳者不咳矣。

 花

【主治】头风，鼻流清涕。辛夷
等分，研末，酒服二钱，日二服。（时
珍）

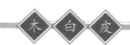 **木 白 皮**

【主治】生嚼咽汁，止吐逆不下
食，煮汁冷服尤佳。（思邈）

木部

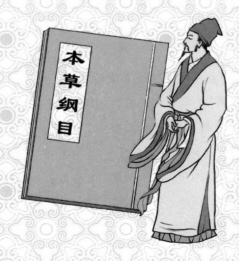

桂

释名 梫。〔时珍曰〕按范成大《桂海志》云：凡木叶心皆一纵理，独桂有两道如圭形，故字从圭。

集解〔《名医别录》曰〕桂生桂阳，牡桂生南海山谷。二月、八月、十月采皮，阴干。

〔时珍曰〕桂有数种，以今参访：牡桂，叶长如枇杷叶，坚硬有毛及锯齿，其花白色，其皮多脂。箘桂，叶如柿叶，而尖狭光净，有三纵文而无锯齿，其花有黄有白，其皮薄而卷。今商人所货，皆此二桂。但以卷者为箘桂，半卷及板者为牡桂，即自明白。

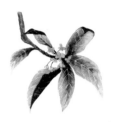

桂

【气味】甘、辛，大热，有小毒。

【主治】利肝肺气，心腹寒热冷疾，霍乱转筋，头痛腰痛出汗，止烦止唾，咳嗽鼻衄，堕胎，温中，坚筋骨，通血脉，理疏不足，宣导百药，无所畏。久服，神仙不老。(《名医别录》)

补下焦不足，治沉寒痼冷之病，渗泄止渴，去营卫中风寒，表虚自汗。春夏为禁药，秋冬下部腹痛，非此不能止。（元素）

补命门不足，益火消阴。（好古）

治寒痹风喑，阴盛失血，泻痢惊痫。（时珍）

【气味】苦、辛，无毒。

【主治】九种心痛，腹内冷气痛不可忍，咳逆结气壅痹，脚痹不仁，止下痢，杀三虫，治鼻中息肉，破血，通利月闭，胞衣不下。（甄权）

治一切风气，补五劳七伤，通九窍，利关节，益精明目，暖腰膝，治风痹骨节挛缩，续筋骨，生肌肉，消瘀血，破痃癖癥瘕，杀草木毒。（《大明》）

治风僻失音喉痹，阳虚失血，内托痈疽痘疮，能引血化汗化脓，解蛇蝮毒。（时珍）

 附方

中风逆冷(吐清水，宛转啼呼)。桂一两，水一升半，煎半升，冷服。（《肘后方》）

中风失音。桂着舌下，咽汁。又方：桂末三钱，水二盏，煎一盏服，取汗。（《千金方》）

桂浆渴水。夏月饮之，解烦渴，益气消痰。桂末一大两，白蜜一升，以水二斗，先煎取一斗。待冷，入新瓷瓶中，乃下二物，搅二三百转。先以油纸一重覆上，加七重封之。每日去纸一重，七日开之，气香味美，格韵绝高，今人多作之。（《图经本草》）

胸膈气壅结（饮食不下，心痛冈）。

桂心（末）八两，粳米四合（淘研），上以米煮作粥半熟，次下桂末调和，空心服，每日一次。（《养老奉亲》）

叶

【主治】捣碎浸水，洗发，去垢除风。（时珍）

丁香

《开宝本草》

■**释名** 丁子香、鸡舌香。〔藏器曰〕鸡舌香与丁香同种，花实丛生，其中心最大者为鸡舌（击破有顺理而解为两向，如鸡舌，故名），乃是母丁香也。

■**集解** 〔恭曰〕鸡舌香树叶及皮并似栗，花如梅花，子似枣核，此雌树也，不入香用。其雄树虽花不实，采花酿之以成香。出昆仑及交州、爱州以南。

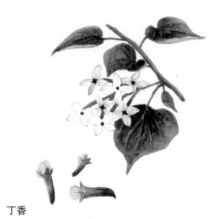

丁香

鸡舌香

【气味】辛，微温，无毒。

【主治】风水毒肿，霍乱心痛，去恶气。（《名医别录》）

吹鼻，杀脑疳。入诸香中，令人身香。（甄权）

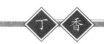
丁香

【气味】辛，温，无毒。

【主治】温脾胃，止霍乱雍胀，风毒诸肿，齿疳蜃。能发诸香。（《开宝》）

疗呕逆，甚验。（保昇）

去胃寒，理元气。气血盛者勿服。（元素）

治虚哕，小儿吐泻，痘疮胃虚，灰白不发。（时珍）

【发明】〔好古曰〕丁香与五味子、广茂同用，治奔豚之气。亦能泄肺，能补胃，大能疗肾。

〔时珍曰〕宋末太医陈文中，治小儿痘疮不光泽，不起发，或胀或泻，或渴或气促，表里俱虚之证。并用木香散、异攻散，倍加丁香、官桂。甚者丁香三五十枚，官桂一二钱。亦有服之而愈者。

附方

暴心气痛。鸡舌香末，酒服一钱。（《肘后方》）

干霍乱痛（不吐不下）。丁香十四枚，研末，以沸汤一升和之，顿服。不瘥更作。（思邈《千金方》）

小儿吐泻。丁香、橘红等分，炼蜜丸黄豆大。米汤化下。（刘氏《小儿方》）

胃冷呕逆（气厥不通）。母丁香三个，陈橘皮一块（去白，焙），水煎

热服。（《十便良方》）

反胃吐食。用母丁香、神麹（炒）等分，为末。米饮服一钱。（《圣惠方》）

伤寒呃逆（及哕逆不定）。丁香一两，干柿蒂（焙）一两，为末。每服一钱，煎人参汤下。（《简要济众方》）

丁皮

即树皮也。似桂皮而厚。

【气味】同香。

【主治】齿痛。（李珣）

心腹冷气诸病。方家用代丁香。（时珍）

根

【气味】辛，热，有毒。

【主治】风热毒肿。不入心腹之用。（《开宝本草》）

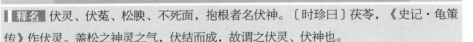
茯苓

《神农本草经》上品

释名 伏灵、伏菟、松腴、不死面，抱根者名伏神。〔时珍曰〕茯苓，《史记·龟策传》作伏灵。盖松之神灵之气，伏结而成，故谓之伏灵、伏神也。

集解 〔时珍曰〕下有茯苓，则上有灵气如丝之状，山人亦时见之。茯苓有大如斗者，有坚如石者，绝胜。其轻虚者不佳，盖年浅未坚故尔。

【气味】甘，平，无毒。

【主治】止消渴好睡，大腹淋沥，膈中痰水，水肿淋结，开胸腑，调脏气，伐肾邪，长阴，益气力，保神守中。（《名医别录》）

开胃止呕逆，善安心神，主肺痿痰壅，心腹胀满，小儿惊痫，女人热淋。（甄权）

补五劳七伤，开心益志，止健忘，暖腰膝，安胎。（《大明》）

止渴，利小便，除湿益燥，和中益气，利腰脐间血。（元素）

逐水缓脾，生津导气，平火止泄，除虚热，开腠理。（李杲）

泻膀胱，益脾胃，治肾积奔豚。（好古）

📎 附方 ————

　　痫后虚肿（小儿痫病瘥后，身面俱肿）：葳蕤、葵子、龙胆、茯苓、前胡等分，为末。每服一钱，水煎服。（《圣济总录》）

【主治】破结气。（甄权）

泻心、小肠、膀胱湿热，利窍行水。（时珍）

【主治】水肿肤胀，开水道，开

📎 附方 ————

　　胸胁逆满胀渴。赤茯苓（去黑皮）一两，人参半两，上二味粗捣筛，以水三盏，煎取一盏半，去滓，分温三服。（《圣济总录》茯苓汤）

腠理。（时珍）

【发明】〔弘景曰〕茯苓白色者补，赤色者利。俗用甚多，仙方服食亦为至要。云其通神而致灵，和魂而炼魄，利窍而益肌，厚肠而开心，调营而理卫，上品仙药也。善能断谷不饥。

〔宗奭曰〕茯苓行水之功多，益心脾不可缺也。

【主治】偏风，口面㖞斜，毒风，筋挛不语，心神惊掣，虚而健忘。（甄权）

治脚气痹痛，诸筋牵缩。（时珍）

【发明】〔弘景曰〕仙方止云茯苓而无茯神，为疗既同，用应无嫌。

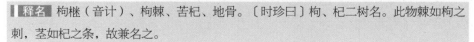

枸杞、地骨皮 《神农本草经》上品

释名 枸檵（音计）、枸棘、苦杞、地骨。〔时珍曰〕枸、杞二树名。此物棘如枸之刺，茎如杞之条，故兼名之。

集解〔时珍曰〕古者枸杞、地骨取常山者为上，其他丘陵阪岸者皆可用。后世惟取陕西者良，而又以甘州者为绝品。

【气味】苦，寒，无毒。

【主治】主五内邪气，热中消渴，周痹风湿。久服，坚筋骨，轻身不老，耐寒暑。（《神农本草经》）

下胸胁气，客热头痛，补内伤大劳嘘吸，强阴，利大小肠。（《名医别录》）

补精气诸不足，易颜色，变白，明目安神，令人长寿。（甄权）

【发明】〔时珍曰〕此乃通指枸杞根、苗、花、实并用之功也。其单用之功，今列于下。

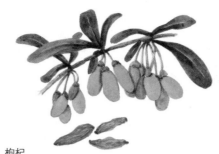

枸杞

地骨皮

【气味】苦，寒。

【主治】细剉，拌面煮熟，吞之，去肾家风，益精气。（甄权）

泻肾火，降肺中伏火，去胞中火。退热，补正气。（好古）

去下焦肝肾虚热。（时珍）

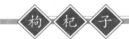

枸杞子

【气味】苦，寒。〔权曰〕甘，平。

【主治】坚筋骨，耐老，除风，去虚劳。补精气。（孟诜）

主心病嗌干心痛，渴而引饮；肾病消中。（好古）

【发明】〔时珍曰〕枸杞之滋益不独子，而根亦不止于退热而已。但根、苗、子之气味稍殊，而主治亦未必无别。盖其苗乃天精，苦甘而凉，上焦心肺客热者宜之；根乃地骨，甘淡而寒，下焦肝肾虚热者宜之。此皆三焦气分之药，所谓热淫于内，泻以甘寒也。至于子则甘平而润，性滋而补，不能退热，止能补肾润肺，生精益气。此乃平补之药，所谓精不足者，补之以味也。分而用之，则各有所主；兼而用之，则一举两得。

附方

枸杞酒。用生枸杞子五升捣破，绢袋盛，浸好酒二斗中，密封勿泄气，二七日。服之任性，勿醉。（《外台秘要》）

面黯野疱。枸杞子十斤，生地黄三斤，为末。每服方寸匕，温酒下，日三服。久则童颜。（《圣惠方》）

五劳七伤（庶事衰弱）。枸杞叶半斤（切），粳米二合，豉汁和，煮作粥。日日食之，良。（《经验后方》）

介部

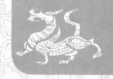

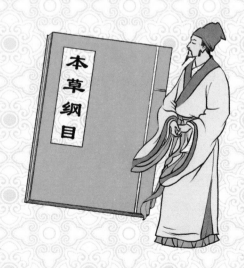

鳖

《神农本草经》中品

■ 释名 团鱼、神守。〔时珍曰〕鳖行蹩躠，故谓之鳖。

■ 集解〔时珍曰〕鳖，甲虫也。水居陆生，穹脊连胁，与龟同类。四缘有肉裙，故曰龟，甲裹肉；鳖，肉裹甲。无耳，以目为听。纯雌无雄，以蛇及鼋为匹。故《万毕术》云：烧鼋脂可以致鳖也。夏日孚乳，其抱以影。《埤雅》云：卵生思抱。其伏随日影而转。在水中，上必有浮沫，名鳖津。人以此取之。今有呼鳖者，作声抚掌，望津而取，百十不失。《管子》云：涸水之精名曰蚴。以名呼之，可取鱼鳖。正此类也。《类从》云：鼍一鸣而鳖伏。性相制也。又畏蚊。生鳖遇蚊叮则死，死鳖得蚊煮则烂，而熏蚊者复用鳖甲。物相报复如此，异哉！《淮南子》曰：膏之杀鳖，类之不可推也！

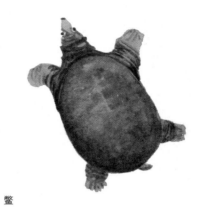

鳖

【气味】 咸，平，无毒。

【主治】 心腹癥瘕，坚积寒热，去痞疾息肉，阴蚀痔核恶肉。（《神农本草经》）

疗温疟，血瘕腰痛，小儿胁下坚。（《名医别录》）

宿食，症块痃癖，冷瘕劳瘦，除骨热，骨节间劳热，结实壅塞，下气，妇人漏下五色，下瘀血。（甄权）

去血气，破癥结恶血，堕胎。消疮肿肠痈，并仆损瘀血。（《日华》）

补阴补气。（震亨）

除老疟疟母，阴毒腹痛，劳复食复，斑痘烦喘，小儿惊痫，妇人经脉不通，难产，产后阴脱，丈夫阴疮石淋，敛溃痈。（时珍）

【发明】〔宗奭曰〕经中不言治劳，惟《药性论》治劳瘦骨热，故虚劳多用之。然甚有据，但不可过剂耳。

〔时珍曰〕鳖甲乃厥阴肝经血分之药，肝主血也。试常思之，龟、鳖之属，功各有所主。鳖色青入肝，故所主者，疟劳寒热，痃瘕惊痫，经水痈肿阴疮，皆厥阴血分之病也。玳瑁色赤入心，故所主者，心风惊热，伤寒狂乱，痘毒肿毒，皆少阴血分之病也。秦龟色黄入脾，故所主者，顽风湿痹，身重蛊毒，皆太阴血分之病也。水龟色黑入肾，故所主者，阴虚精弱，腰脚酸痿，阴疟泄痢，皆少阴血分之病也。

 附方

奔豚气痛（上冲心腹）。鳖甲（醋炙）三两，京三棱（煨）二两（捣二味为末），桃仁（去皮尖）四两，汤浸研汁三升，煎二升，入末不住手搅，煎良久，下醋一升，煎如饧，以瓶收之。每空心温酒服半匙。（《圣济总录》）

血瘕癥癖。用鳖甲、琥珀、大黄等分作散，酒服二钱，少时恶血即下。若妇人小肠中血下尽，即休服也。

疟癖癥积。用鳖甲（醋炙黄）研末，牛乳一合，每调一匙，朝朝服之。

妇人漏下。鳖甲（醋炙）研末，清酒服方寸匕，日二。

劳复食复（笃病初起，受劳伤食，致复欲死者）。鳖甲烧研，水服方寸匕。（《肘后方》）

小儿痫疾。用鳖甲炙研，乳服一钱，日二。亦可蜜丸服。（《子母录》）

卒得腰痛（不可俯仰）。用鳖甲炙研末，酒服方寸匕，日二。（《肘后方》）

吐血不止。鳖甲、蛤粉各一两（同炒色黄），熟地黄一两半（晒干），为末。每服二钱，食后茶下。（《圣济总录》）

◆ 肉

【气味】甘，平，无毒。

【主治】伤中益气，补不足。（《名医别录》）

热气湿痹，腹中激热，五味煮食，当微泄。（藏器）

妇人漏下五色，羸瘦，宜常食之。（孟诜）

妇人带下，血瘕腰痛。（《日华》）

去血热，补虚。久食，性冷。（苏颂）

作臛食，治久痢，长髭须。作丸服，治虚劳痃癖脚气。（时珍）

 附方

寒湿脚气（疼不可忍）。用团鱼二个，水二斗，煮一斗，去鱼取汁，加苍耳、苍术、寻风藤各半斤，煎至七升，去渣，以盆盛熏蒸，待温浸洗，神效。（《乾坤生意》）

骨蒸咳嗽（潮热）。团鱼丸：用团鱼一个，柴胡、前胡、贝母、知母、杏仁各五钱，同煮，待熟去骨、甲、裙，再煮。食肉饮汁，将药焙研为末，仍以骨、甲、裙煮汁和，丸梧子大。每空心黄芪汤下三十丸，日二服。服尽，仍治参、芪药调之。（《奇效方》）

◆ 脂

【主治】除日拔白发，取脂涂孔中，即不生。欲再生者，白犬乳汁涂之。（藏器）

蚌

《嘉祐本草》

释名 〔时珍曰〕蚌与蛤同类而异形。长者通曰蚌，圆者通曰蛤。故蚌从丰，蛤从合，皆象形也。

集解 〔时珍曰〕蚌类甚繁，今处处江湖中有之，惟洞庭、汉沔独多。大者长七寸，状如牡蛎辈；小者长三、四寸，状如石决明辈。其肉可食，其壳可为粉。湖沔人皆印成锭市之，谓之蚌粉，亦曰蛤粉。古人谓之蜃灰，以饰墙壁、墓圹，如今用锻石也。

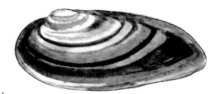

蚌

【气味】 甘、咸，冷，无毒。

【主治】 止渴除热，解酒毒，去眼赤。（孟诜）

明目除湿，主妇人劳损下血。（藏器）

除烦，解热毒，血崩带下，痔瘘，

压丹石药毒。以黄连末纳入取汁，点赤眼、眼暗。（《日华》）

主太热，解酒毒，止渴，去眼赤。（《食疗本草》）

治肝热，肾衰，托斑疹，解痘毒，清凉止渴。（《本草再新》）

清热滋阴，养肝凉血，息风解酒，明目定狂。（《随息居饮食谱》）

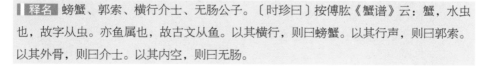

蟹

《神农本草经》中品

释名 螃蟹、郭索、横行介士、无肠公子。〔时珍曰〕按傅肱《蟹谱》云：蟹，水虫也，故字从虫。亦鱼属也，故古文从鱼。以其横行，则曰螃蟹。以其行声，则曰郭索。以其外骨，则曰介士。以其内空，则曰无肠。

集解 〔时珍曰〕蟹，横行甲虫也。外刚内柔，于卦象离。骨眼蜩腹，蜞脑鲎足，二螯八跪，利钳尖爪，壳脆而坚，有十二星点。雄者脐长，雌者脐团。腹中之黄，应月盈亏。其性多躁，引声噀沫，至死乃已。生于流水者，色黄而腥；生于止水者，色绀而馨。佛书言：其散子后即自枯死。霜前食物故有毒，霜后将蛰故味美。所谓入海输芒者，亦谬谈也。蟛蜞大于蟛螖，生于陂池田港中，故有毒，令人吐下。似蟛蜞而生于沙穴中，见人便走者，沙狗也，不可食。似蟛蜞而生海中，潮至出穴而望者，望潮也，可食。两螯极小如石者，蚌江也，不可食。生溪涧石穴中，小而壳坚赤者，石蟹也，野人食之。又海中有红蟹，大而色红。飞蟹能飞。善苑国有百足之蟹。海中蟹大如钱，而腹下又有小蟹如榆荚者，蟹奴也。居蚌腹者，蛎奴也，又名寄居蟹。并不可食。蟹腹中有虫，如小木鳖子而白者，不可食，大能发风也。

〔宗奭曰〕取蟹以八九月蟹浪之时，伺其出水而拾之，夜则以火照捕之，时黄与白满壳也。

〔弘景曰〕蟹类甚多，蝤蛑、拥剑、蟛蜞皆是，并不入药。海边又有蟛蜞，似蟛蜞而大，似蟹而小，不可食。蔡谟初渡江，不识蟛蜞，啖之几死。叹曰：读《尔雅》不熟，几为劝学者所误也。

【气味】咸，寒，有小毒。

【主治】胸中邪气，热结痛，喎僻面肿，能败漆。烧之致鼠。（《神农本草经》）

散诸热，治胃气，理经脉，消食。以醋食之，利肢节，去五脏中烦闷气，益人。（孟诜）

产后肚痛血不下者，以酒食之。筋骨折伤者，生捣炒罨之。（《日华》）

能续断绝筋骨。去壳同黄捣烂，微炒，纳入疮中，筋即连也。（藏器）

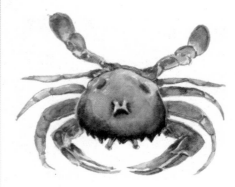

蟹

杀莨菪毒，解鳝鱼毒、漆毒，治疟及黄疸。捣膏涂疥疮、癣疮。捣汁，滴耳聋。（时珍）

壳

【主治】烧存性，蜜调，涂冻疮及蜂虿伤，酒服，治妇人儿枕痛及血崩腹痛，消积。（时珍）

附方

崩中腹痛。毛蟹壳烧存性，米饮服一钱。（《证治要诀》）

蜂虿虿伤。蟹壳烧存性，研末。蜜调涂之。（《证治要诀》）

熏辟壁虱。蟹壳烧烟熏之。（《摘玄方》）

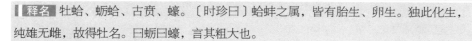

牡蛎

《神农本草经》上品

释名 牡蛤、蛎蛤、古贲、蠔。〔时珍曰〕蛤蚌之属，皆有胎生、卵生。独此化生，纯雄无雌，故得牡名。曰蛎曰蠔，言其粗大也。

集解 〔时珍曰〕南海人以其蛎房砌墙，烧灰粉壁，食其肉谓之蛎黄。

【气味】 咸，平、微寒，无毒。

【主治】 伤寒寒热，温疟洒洒，惊恚怒气，除拘缓鼠瘘，女子带下赤白。久服，强骨节，杀邪鬼，延年。（《神农本草经》）

男子虚劳，补肾安神，去烦热，小儿惊痫。（李珣）

化痰软坚，清热除湿，止心脾气痛，痢下赤白浊，消疝瘕积块，瘿疾结核。（时珍）

【发明】〔成无己曰〕牡蛎之咸，以消胸膈之满，以泄水气，使痞者消，硬者软也。

附方

虚劳盗汗。牡蛎粉、麻黄根、黄

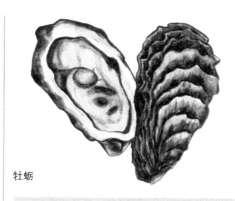

牡蛎

芪等分，为末。每服二钱，水一盏，煎七分，温服，日一。（《本事方》）

面色黧黑。牡蛎粉研末，蜜丸梧子大。每服三十丸，白汤下，日一服。并炙其肉食之。（《普济方》）

【气味】 甘，温，无毒。

【主治】 煮食，治虚损，调中，解丹毒，妇人血气。以姜、醋生食，治丹毒，酒后烦热，止渴。（藏器）

禽部

QINBU

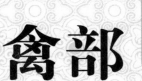
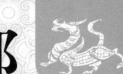
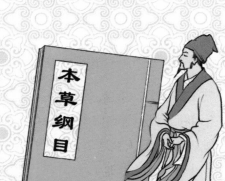

鹅

释名 家雁、舒雁。〔时珍曰〕鹅鸣自呼。江东谓之舒雁，似雁而舒迟也。

集解 〔时珍曰〕江淮以南多畜之。有苍、白二色，及大而垂胡者。并绿眼黄喙红掌，善斗，其夜鸣应更。师旷《禽经》云"脚近臎者能步"，鹅、鹜是也。又云"鹅伏卵则逆月"，谓向月取气助卵也。性能唼蛇及蚓，制射工，故养之能辟虫虺，或言鹅性不食生虫者，不然。

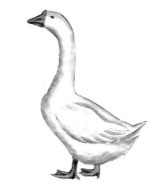

鹅

【气味】甘，微寒，无毒。

【主治】灌耳，治卒聋。（《名医别录》）

涂面急，令人悦白。唇渖，手足皴裂，消痈肿，解礜石毒。（时珍）

【气味】甘，平，无毒。

【主治】利五脏。（《名医别录》）

解五脏热，服丹石人宜之。（孟诜）

煮汁，止消渴。（藏器）

【发明】〔藏器曰〕苍鹅食虫，主射工毒为良；白鹅不食虫，止渴为胜。

【气味】咸，平，微毒。

【主治】中射工毒者，饮之，并涂其身。（陶弘景）

【气味】苦，寒，无毒。

【主治】解热毒及痔疮初起，频涂抹之，自消。（时珍）

附方

痔疮有核。白鹅胆二三枚，取汁，入熊胆二分，片脑半分，研匀，瓷器密封，勿令泄气，用则手指涂之，立效。（刘氏《保寿堂方》）

【气味】甘，温，无毒。

【主治】补中益气。多食发痼疾。（孟诜）

鸡

《神农本草经》上品

▎释名 烛夜。〔时珍曰〕按徐铉云：鸡者稽也，能稽时也。

▎集解 〔时珍曰〕鸡类甚多，五方所产，大小形色往往亦异。鸡在卦属巽，在星应昴，无外肾而亏小肠。

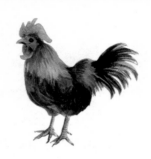

鸡

【气味】甘，微温，无毒。

【主治】女人崩中漏下赤白沃。补虚温中止血。（《神农本草经》）

能愈久伤乏疮不瘥者。（《名医别录》）

补肺。（孙思邈）

【发明】〔宗奭曰〕即赤鸡也。

〔时珍曰〕鸡虽属木，分而配之，则丹雄鸡得离火阳明之象，白雄鸡得庚金太白之象，故辟邪恶者宜之；乌雄鸡属木，乌雌鸡属水，故胎产宜之；黄雌鸡属土，故脾胃宜之；而乌骨者，又得水木之精气，故虚热者宜之，各从其类也。

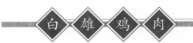

【气味】酸，微温，无毒。

【主治】下气，疗狂邪，安五脏，伤中消渴。（《名医别录》）

调中除邪，利小便，去丹毒风。（《日华》）

📎附方

癫邪狂妄（自贤自圣，行走不休）。白雄鸡一只煮，以五味和作羹粥食。（《心镜》）

水气浮肿。小豆一升，白雄鸡一只，治如食法，以水三斗煮熟食之，饮汁令尽。（《肘后方》）

【气味】甘，微温，无毒。

【主治】补中止痛。（《名医别录》）

止肚痛，心腹恶气，除风湿麻痹，补虚羸，安胎，治折伤并痈疽。生捣，涂竹木刺入肉。（《日华》）

📎附方

补益虚弱。虚弱人用乌雄鸡一只治净，五味煮极烂，空腹饱食之。食

生即反损人。或五味腌炙食，亦良。（孟诜）

脚气烦懑。用乌雄鸡一只，治如食法，入米作羹食。（《养老书》）

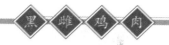

【气味】甘、酸，温、平，无毒。

【主治】作羹食，治风寒湿痹，五缓六急，安胎。（《名医别录》）

安心定志，除邪辟恶气，治血邪，破心中宿血，治痈疽，排脓补新血，及产后虚羸，益色助气。（《日华》）

治反胃及腹痛，蹉折骨痛，乳痈。又新产妇以一只治净，和五味炒香，投二升酒中，封一宿取饮，令人肥白。又和乌油麻二升熬香末之，入酒中

附方

中风（舌强不语，目睛不转，烦热）。乌雌鸡一只治净，以酒五升，煮取二升去滓，分作三次，连服之。食葱姜粥，暖卧，取小汗。（《饮膳正要》）

死胎不下。乌鸡一只去毛，以水三升，煮二升去鸡。用帛蘸汁摩脐下，自出。（《妇人良方》）

虚损积劳。用乌雌鸡一头，治如食法，以生地黄一斤（切），饴糖一升，纳腹内缚定，铜器贮，于瓶中蒸五升米熟，取出，食肉饮汁，勿用盐。一月一作，神效。（姚僧垣方）

极效。（孟诜）

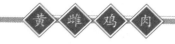

【气味】甘、酸、咸，平，无毒。

【主治】伤中消渴，小便数而不禁，肠澼泄痢，补益五脏，续绝伤，疗五劳，益气力。（《名医别录》）

治劳劣，填髓补精，助阳气，暖小肠，止泄精，补水气。（《日华》）

补丈夫阳气，治冷气瘦着床者，渐渐食之，良。以光粉、诸石末和饭饲鸡，煮食甚补益。（孟诜）

治产后虚羸，煮汁煎药服，佳。（时珍）

附方

脾虚滑痢。用黄雌鸡一只炙，以盐、醋涂，煮熟干燥，空心食之。（《心镜》）

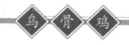

【气味】甘，平，无毒。

【主治】补虚劳羸弱，治消渴，中恶鬼击心腹痛，益产妇，治女人崩中带下，一切虚损诸病，大人小儿下痢禁口，并煮食饮汁，亦可捣和丸药。（时珍）

【发明】〔时珍曰〕乌骨鸡，有白毛乌骨者，黑毛乌骨者，斑毛乌骨者，有骨肉俱乌者，肉白骨乌者；

但观鸡舌黑者，则肉骨俱乌，入药更良。

 附方

赤白带下。白果、莲肉、江米各五钱，胡椒一钱，为末。乌骨鸡一只，如常治净，装末入腹煮熟，空心食之。

遗精白浊（下元虚惫者）。用前方食之良。

脾虚滑泄。乌骨母鸡一只治净，用豆蔻一两，草果二枚，烧存性，掺入鸡腹内，扎定煮熟，空心食之。

卵 白

【气味】甘，微寒，无毒。

【主治】目热赤痛，除心下伏热，止烦满咳逆，小儿下泄，妇人产难，胞衣不出，并生吞之。醋浸一宿，疗黄疸，破大烦热。（《名医别录》）

产后血闭不下，取白一枚，入醋一半搅服。（藏器）

和赤小豆末，涂一切热毒、丹肿、腮痛神效。冬月以新生者酒渍之，密封七日取出，每夜涂面，去黚黯皯疱，令人悦色。（时珍）

 附方

汤火烧灼。鸡子清和酒调洗，勤洗即易生肌。忌发物。或生敷之亦可。（《经验秘方》）

面黑令白。鸡子三枚，酒浸，密封四七日。每夜以白敷面，如雪白也。（《普济方》）

卵 黄

【气味】甘，温，无毒。

【主治】醋煮，治产后虚及痢，小儿发热。煎食，除烦热。炼过，治呕逆。和常山末为丸。竹叶汤服，治久疟。（《药性》）

炒取油，和粉，敷头疮。（《日华》）

卒干呕者，生吞数枚，良。小便不通者，亦生吞之，数次效。补阴血，解热毒，治下痢，甚验。（时珍）

 附方

小肠疝气。鸡子黄搅，温水服之。三服效。

消灭瘢痕。鸡子五七枚煮熟，取黄炒黑，拭涂，日三。久久自灭。（《圣惠方》）

耳疳出汁。鸡子黄炒油涂之，甚妙。（谈野翁方）

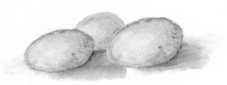

鸡子

鸽

《嘉祐本草》

释名 鹁鸽、飞奴。〔时珍曰〕鸽性淫而易合，故名。

集解〔时珍曰〕处处人家畜之，亦有野鸽。名品虽多，大要毛羽不过青、白、皂、绿、鹊斑数色。眼目有大小，黄、赤、绿色而已。亦与鸠为匹偶。

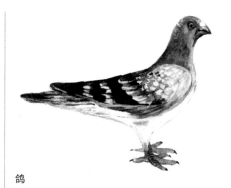

鸽

白鸽肉

【气味】咸，平，无毒。

【主治】调精益气，治恶疮疥癣，风瘙白癜，疬疡风，炒熟酒服。虽益人，食多恐减药力。（孟诜）

 附方

消渴饮水（不知足）。用白花鸽一只，切作小片，以土苏煎，含咽。（《心镜》）

血

【主治】解诸药、百蛊毒。（时珍）

卵

【主治】解疮毒、痘毒。

附方

预解痘毒。小儿食之，永不出痘，或出亦稀。用白鸽卵一对，入竹筒封，置厕中，半月取出，以卵白和辰砂三钱，丸绿豆大。每服三十丸，三豆饮下，毒从大小便出也。（《潜江方》）

兽部

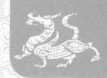

SHOUBU

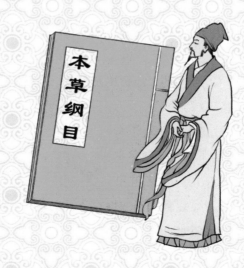

豕

■释名 猪、豚、豭（音加）、豴（音滞）、豶（音坟）。〔时珍曰〕按许氏《说文》云：豕字像毛足而后有尾形。《林氏小说》云：豕食不洁，故谓之豕。

■集解 〔颂曰〕凡猪骨细，少筋多膏，大者有重百余斤。食物至寡，故人畜养之，甚易生息。

〔时珍曰〕猪天下畜之，而各有不同。生青兖徐淮者耳大，生燕冀者皮厚，生梁雍者足短，生辽东者头白，生豫州者味短，生江南者耳小，谓之江猪，生岭南者白而极肥。猪孕四月而生，在畜属水，在卦属坎，在禽应室星。

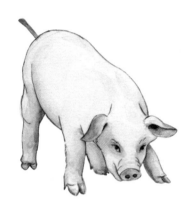

豕

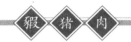

【气味】酸，冷，无毒。凡猪肉：苦，微寒，有小毒。江猪肉：酸，平，有小毒。豚肉：辛，平，有小毒。

【主治】疗狂病久不愈。（《名医别录》）

压丹石，解热毒，宜肥热人食之。（《拾遗》）

补肾气虚竭。（《千金》）

【发明】〔时珍曰〕按钱乙治小儿疳病麝香丸，以猪胆和丸，猪肝汤服。疳渴者，以猪肉汤或煮猪汤服。其意盖以猪属水而气寒，能去火热耶？

〔弘景曰〕猪为用最多，惟肉不宜多食，令人暴肥，盖虚肌所致也。

〔震亨曰〕猪肉补气，世俗以为补阴误矣，惟补阳尔。今之虚损者，不在阳而在阴。以肉补阴，是以火济水。盖肉性入胃便作湿热，热生痰，痰生则气不降而诸证作矣。谚云：猪不姜，食之发大风，中年气血衰，面发黑黔也。

附方

浮肿胀满（不食、心闷）。用猪脊肉一双，切作生，以蒜、薤食之。（《心镜》）

身肿攻心。用生猪肉以浆水洗，压干切脍，蒜、薤啖之，一日二次，

下气去风，乃外国方也。（张文仲方）

破伤风肿。新杀猪肉，乘热割片，贴患处。连换三片，其肿立消。（《简便方》）

解丹石毒（发热困笃）。用肥猪肉五斤，葱、薤各半斤，煮食或作臛食。必腹鸣毒下，以水淘之得石，沙石尽则愈。（《千金方》）

打伤青肿。炙猪肉揾之。（《千金方》）

小儿痘疮。猪肉煮汁洗之。（谭氏方）

男女阴蚀。肥猪肉煮汁洗，不过三十斤瘥。（《千金方》）

 脂 膏

【气味】甘，微寒，无毒。

【主治】煎膏药，解斑蝥、芫菁毒。（《名医别录》）

解地胆、亭长、野葛、硫黄毒，诸肝毒，利肠胃，通小便，除五疸水肿，生毛发。（时珍）

破冷结，散宿血。（孙思邈）

利血脉，散风热，润肺。入膏药，主诸疮。（苏颂）

杀虫，治皮肤风，涂恶疮。（《日华》）

治痈疽。（苏恭）

悦皮肤。作手膏，不皲裂。（陶弘景）

胎产衣不下，以酒多服，佳。（徐之才）

伤寒时气。猪膏如弹丸，温水化服，日三次。（《肘后方》）

五种疸疾。黄疸、谷疸、酒疸、黑疸、女劳疸。黄汗如黄柏汁，用猪脂一斤，温热服，日三，当利乃愈。（《肘后方》）

赤白带下。炼猪脂三合，酒五合，煎沸顿服。（《千金方》）

小便不通。猪脂一斤，水二升，煎三沸，饮之立通。（《千金方》）

关格闭塞。猪脂、姜汁各二升，微火煎至二升，下酒五合，和煎分服。（《千金方》）

痘疮便秘（四五日）。用肥猪膘一块，水煮熟，切如豆大，与食。自然藏府滋润，痂疕易落，无损于儿。（陈文中方）

卒中五尸。仲景用猪脂一鸡子，苦酒一升，煮沸灌之。（《肘后方》）

中诸肝毒。猪膏顿服一升。（《千金方》）

上气咳嗽。猪肪四两，煮百沸以来，切，和酱、醋食之。（《心镜》）

产后虚汗。猪膏、姜汁、白蜜各一升，酒五合，煎五上五下。每服方寸匕。（《千金翼方》）

发落不生。以酢泔洗净，布揩令热。以腊猪脂，入细研铁上生衣，煮三沸，涂之。遍生。（《千金翼方》）

冬月唇裂。炼过猪脂，日日涂之。（《十便良方》）

手足皲破。猪脂着热酒中洗之。（《千金方》）

口疮塞咽。用猪膏、白蜜各一斤，黄连末一两，合煎取汁熬稠，每服枣许，日五服。（《千金方》）

杂物入目。猪脂煮取水面如油者，仰卧去枕点鼻中，不过数度，与物俱出。（《圣惠方》）

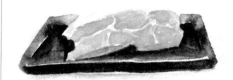

猪肉

通肾命，以骨入骨，以髓补髓也。

脑

【气味】甘，寒，有毒。

【主治】风眩脑鸣，冻疮。（《名医别录》）

主痈肿，涂纸上贴之，干则易，治手足皲裂出血，以酒化洗，并涂之。（时珍）

 附方

喉痹已破（疮口痛者）。猪脑髓蒸熟，入姜、醋吃之，即愈。（《普济方》）

髓

【气味】甘，寒，无毒。

【主治】仆损恶疮。（颂）

涂小儿解颅、头疮，及脐肿、眉疮、瘑疥。服之，补骨髓，益虚劳。（时珍）

【发明】〔时珍曰〕按丹溪治虚损补阴丸，多用猪脊髓和丸。取其

 附方

骨蒸劳伤。猪脊髓一条，猪胆汁一枚，童便一盏，柴胡、前胡、胡黄连、乌梅各一钱，韭白七根，同煎七分，温服。不过三服，其效如神。（《瑞竹堂方》）

小儿脐肿。猪颊车髓十二铢，杏仁半两，研敷。（《千金方》）

血

【气味】咸，平，无毒。

【主治】生血：疗贲豚暴气，及海外瘴气。（《日华》）

中风绝伤，头风眩晕，及淋沥。（苏恭）

卒下血不止，清酒和炒食之。（思邈）

清油炒食，治嘈杂有虫。（时珍）

压丹石，解诸毒。（吴瑞）

【发明】〔时珍曰〕按陈自明云：妇人嘈杂，皆血液泪汗变而为痰，

或言是血嘈，多以猪血炒食而愈，盖以血导血归原之意尔。此固一说，然亦有蛔虫作嘈杂者，虫得血腥则饱而伏也。

 附方

交接阴毒（腹痛欲死）。腊猪血乘热和酒饮之。（《肘后方》）

中满腹胀（旦食不能暮食）。用不着盐水猪血，滤去水，晒干为末，酒服取泄，甚效。（李楼《奇方》）

心

【气味】甘、咸，平，无毒。

【主治】惊邪忧恚。（《名医别录》）

虚悸气逆，妇人产后中风，血气惊恐。（思邈）

补血不足，虚劣。（苏颂）

五脏：主小儿惊痫，出汗。（苏恭）

【发明】〔刘完素曰〕猪，水畜也，故心可以镇恍惚。

 附方

心虚自汗（不睡者）。用腊猪心一个，带血破开，入人参、当归各二两，煮熟去药食之。不过数服，即愈。（《证治要诀》）

心虚嗽血。沉香末一钱，半夏七枚，

入猪心中，以小便湿纸包煨熟，去半夏食之。（《证治要诀》）

产后风邪（心虚惊悸）。用猪心一枚，五味，豉汁煮食之。（《心镜》）

肝

【气味】苦，温，无毒。

【主治】小儿惊痫。（苏恭）

切作生，以姜、醋食，主脚气，当微泄。若先利，即勿服。（藏器）

治冷劳脏虚，冷泄久滑赤白，乳妇赤白带下，以一叶薄批，揾着诃子末炙之，再揾再炙，尽末半两，空腹细嚼，陈米饮送下（苏颂）

补肝明目，疗肝虚浮肿。（时珍）

【发明】〔时珍曰〕肝主藏血，故诸血病用为向导入肝。《千金翼方》治痢疾有猪肝丸，治脱肛有猪肝散，诸眼目方多有猪肝散，皆此意也。

 附方

休息痢疾。腊猪肝一具（切片），杏仁（炒）一两，于净锅内，一重肝，一重杏仁，入童子小便二升，文火煎干。取食，日一次。（《千金方》）

乳肿胀满（不下食、心闷）。猪肝一具洗切，着葱、豉、姜、椒炙食之。或单煮羹亦可。（《心镜》）

目难远视（肝虚也）。猪肝一具，

细切去皮膜，葱白一握，用豉汁生羹，待熟下鸡子三个，食之。（《普济方》）

肝热目赤（碜痛）。用猪肝一具薄切，水洗净，以五味食之。（《食医心镜》）

女人阴痒。炙猪肝纳入，当有虫出。（《肘后方》）

打击青肿。炙猪肝贴之。（《千金方》）

急劳瘦悴（日晚即寒热，惊悸烦渴）。用獖猪肝一具（切丝），生甘草末十五两，于铛中布肝一重，掺甘草末一重，以尽为度，取童便五升，文武火煮干，捣烂，众手丸梧子大。每空心米饮下二十丸，渐加至三十丸。（《圣济总录》）

肾

俗名腰子。

【气味】咸，冷，无毒。

【主治】理肾气，通膀胱。（《名医别录》）

补膀胱水脏，暖腰膝，治耳聋。（《日华》）

补虚壮气，消积滞。（苏颂）

除冷利。（孙思邈）

止消渴，治产劳虚汗，下痢崩中。（时珍）

【发明】〔时珍曰〕猪肾，《名医别录》谓其理肾气，通膀胱。《日华》亦曰补水脏膀胱，暖腰膝。而又曰虽补肾，久食令人少子。孟诜亦曰：久食令人肾虚。两相矛盾如此，

何哉？盖猪肾性寒，不能补命门精气。方药所用，借其引导而已。《名医别录》理字、通字，最为有理；《日华》暖腰膝、补膀胱水脏之说为非矣。肾有虚热者，宜食之；若肾气虚寒者，非所宜矣。今人不达此意，往往食猪肾为补，不可不审。又《千金》治消渴有猪肾荠苨汤，补肾虚劳损诸病有肾沥汤，方甚多，皆用猪、羊肾煮汤煎药，俱是引导之意。

附方

肾虚遗精（多汗，夜梦鬼交）。用猪肾一枚，切开去膜，入附子末一钱，湿纸裹煨熟，空心食之，饮酒一杯。不过三五服，效。（《经验方》）

肾虚阴痿（羸瘦，精衰少力）。用獖猪肾一对（去脂膜，切片），枸杞叶半斤，以豉汁二盏半相合，同椒、盐、葱煮羹，空腹食。（《经验方》）

肾虚腰痛。用猪腰子一枚（切片），以椒、盐腌去腥水，入杜仲末三钱在内，荷叶包煨食之，酒下。（《本草权度》）

闪肭腰痛。用獖猪肾一枚（劈片），盐、椒腌过，入甘遂末三钱，荷叶包煨熟食，酒送下。（《儒门事亲》）

老人耳聋。猪肾一对（去膜，切），以粳米二合，葱白二根，薤白七根，人参二分，防风一分，为末，同煮粥食。（《奉亲养老方》）

老人脚气（呕逆者）。用猪肾一对，

以醋、蒜、五味治食之，日作一服。或以葱白、粳米同煮粥食亦可。（《奉亲养老方》）

卒然肿满。用猪肾（劈开），入甘遂末一钱，纸裹煨熟食。以小便利为效，否则再服。（《肘后方》）

肘伤冷痛。猪肾一对，桂心二两，水八升，煮三升，分三服。（《肘后方》）

卒得咳嗽。猪肾二枚，干姜三两，水七升，煮二升，稍服取汗。（《肘后方》）

久嗽不瘥。猪肾二枚（去脂膜），入椒四七粒（开口者），水煮啖之。（张文仲方）

心气虚损。猪腰子一枚，水二碗，煮至一碗半，切碎，入人参、当归各半两，煮至八分。吃腰子，以汁送下。未尽者，同滓作丸服。（《百一选方》）

酒积面黄（腹胀不消）。猪腰子一个，劈开七刀，葛根粉一钱，掺上合定，每边炙三遍半，手扯作六块，空心吃之，米汤送下。（《普济方》）

久泄不止。猪肾一个（劈开），掺骨碎补末，煨熟食之，神效。（《频湖集简方》）

赤白下痢（腰痛）。用猪肾二枚（研烂），入陈皮、椒、酱，作馄饨，空心食之。（《食医心镜》）

产后蓐劳（寒热）。用猪肾一对，切细片，以盐、酒拌之。先用粳米一合，葱、椒煮粥，盐、醋调和。将腰子铺于盆底，以热粥倾于上盖之，如作盒生粥食之。（《济生》）

肚

【气味】甘，微温，无毒。

【主治】补中益气止渴，断暴痢虚弱。（《名医别录》）

补虚损，杀劳虫。酿黄糯米蒸捣为丸，治劳气，并小儿疳蛔黄瘦病。（《日华》）

主骨蒸热劳，血脉不行，补羸助气，四季宜食。（苏颂）

消积聚癥瘕，治恶疮。（吴普）

【发明】〔时珍曰〕猪水畜而胃属土，故方药用之补虚，以胃治胃也。

附方

补益虚羸。用猪肚一具，入人参五两，蜀椒一两，干姜一两半，葱白七个，粳米半升在内，密缝，煮熟食。（《千金翼方》）

水泻不止。用獖猪肚一枚，入蒜煮烂捣膏，丸梧子大。每盐汤或米饮服三十丸。丁必卿云：予每日五更必水泻一次，百药不效。用此方，入平胃散末三两，丸服，遂安。（《普济方》）

仲景猪肚黄连丸：治消渴。用雄猪肚一枚，入黄连末五两，栝楼根、白粱米各四两，知母三两，麦门冬二两，缝定蒸熟，捣丸如梧子大。每服三十丸，米饮下。

老人脚气。猪肚一枚，洗净切作生，

以水洗，布绞干，和蒜、椒、酱、醋五味，常食。亦治热劳。（《养老方》）

温养胎气（胎至九月消息）。用猪肚一枚，如常着葱、五味，煮食至尽。（《千金髓》）

赤白癜风。白煮猪肚一枚，食之顿尽。忌房事。（《外台秘要》）

疥疮痒痛。猪肚一枚，同皂荚煮熟，去荚食之。（《救急》）

蹄

【气味】甘、咸，小寒，无毒。

【主治】煮汁服，下乳汁，解百药毒，洗伤挞诸败疮。（《名医别录》）

滑肌肤，去寒热。（苏颂）

煮羹，通乳脉，托痈疽，压丹石。

煮清汁，洗痈疽，渍热毒，消毒气，去恶肉，有效。（时珍）

附方

妇人无乳。《外台秘要》：用母猪蹄一具，水二斗，煮五六升，饮之，或加通草六分。《广济》：用母猪蹄四枚，水二斗，煮一斗，去蹄，入土瓜根、通草、漏卢各三两，再煮六升，去滓，纳葱、豉作粥或羹食之。或身体微热，有少汗出佳。未通再作。

痈疽发背。母猪蹄一双，通草六分，绵裹煮羹食之。（《梅师方》）

老人面药（令面光泽）。用母猪蹄一具，煮浆如胶。夜以涂面，晓则洗去。（《千金翼方》）

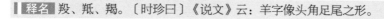
羊

《神农本草经》中品

释名 羖、羝、羯。〔时珍曰〕《说文》云：羊字像头角足尾之形。

集解〔时珍曰〕生江南者为吴羊，头身相等而毛短。生秦晋者为夏羊，头小身大而毛长。土人二岁而剪其毛，以为毡物，谓之绵羊。

羊 肉

【气味】苦、甘，大热，无毒。

【主治】缓中，字乳余疾，及头脑大风汗出，虚劳寒冷，补中益气，安心止惊。（《名医别录》）

止痛，利产妇。（思邈）

治风眩瘦病，丈夫五劳七伤，小儿惊痫。（孟诜）

开胃健力。（《日华》）

【发明】〔颂曰〕肉多入汤剂。《胡治方》有大羊肉汤，治妇人产后大虚，心腹绞痛厥逆，医家通用大方也。

〔李杲曰〕羊肉有形之物，能补有形肌肉之气。故曰补可去弱，人参、羊肉之属。人参补气，羊肉补形。凡味同羊肉者，皆补血虚，盖阳生则阴长也。

〔时珍曰〕按《开河记》云：隋大总管麻叔谋病风逆，起坐不得。炀帝命太医令巢元方视之。曰：风入腠理，病在胸臆。须用嫩肥羊蒸熟，掺药食之，则瘥。如其言，未尽剂而瘥。自后每杀羊羔，同杏酪、五味日食数枚。观此则羊肉补虚之功，益可证矣。

附方

羊肉汤。张仲景治寒劳虚羸，及产后心腹疝痛：用肥羊肉一斤，水一斗，煮汁八升，入当归五两，黄芪八两，生姜六两，煮取二升，分四服。（《金匮要略》）

产后虚羸（腹痛，冷气不调，及脑中风汗自出）。白羊肉一斤，切治如常，调和食之。（《心镜》）

壮阳益肾。用白羊肉半斤切生，以蒜、薤食之。三日一度，甚妙。（《心镜》）

脾虚吐食。羊肉半斤作生，以蒜、薤、酱、豉、五味和拌，空腹食之。（《心镜》）

虚冷反胃。羊肉去脂作生，以蒜薤空腹食之，立效。（《外台秘要》）

壮胃健脾。羊肉三斤（切），粱米二升，同煮，下五味作粥食。（《饮膳正要》）

 头 蹄

白羊者良。

【气味】甘，平，无毒。

【主治】风眩瘦疾，小儿惊痫。（苏恭）

脑热头眩。（《日华》）

安心止惊，缓中止汗补胃，治丈夫五劳骨热，热病后宜食之，冷病人勿多食。（孟诜）

疗肾虚精竭。

附方

老人风眩。用白羊头一具，如常治，食之。（《千金方》）

虚寒腰痛。用羊头、蹄一具，草果四枚，桂一两，生姜半斤，哈昔泥一豆许，胡椒煮食。（《饮膳正要》）

血

白羊者良。

【气味】咸，平，无毒。

【主治】女人中风血虚闷，及产后血运，闷欲绝者，热饮一升即活。（苏恭）

热饮一升，治产后血攻，下胎衣，

治卒惊九窍出血，解莽草毒、胡蔓草毒，又解一切丹石毒发。（时珍）

【发明】〔时珍曰〕《外台》云：凡服丹石人，忌食羊血十年，一食前功尽亡。此物能制丹砂、水银、轻粉、生银、硇砂、砒霜、硫黄乳、石钟乳、空青、曾青、云母石、阳起石、孔公蘖等毒。凡觉毒发，刺饮一升即解。又服地黄、何首乌诸补药者，亦忌之。《岭表录异》言其能解胡蔓草毒。羊血解毒之功用如此，而《本草》并不言及，诚缺文也。

附方

衄血（一月不止）。刺羊血热饮即瘥。（《圣惠方》）

产后血攻（或下血不止，心闷面青，身冷欲绝者）。新羊血一盏饮之。三两服妙。（《梅师方》）

大便下血。羊血煮熟，拌醋食，最效。（吴球《便民食疗》）

乳

白羖者佳。

【气味】甘，温，无毒。

【主治】补寒冷虚乏。（《名医别录》）

润心肺，治消渴。（甄权）

疗虚劳，益精气，补肺、肾气，

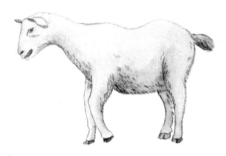
羊

和小肠气。合脂作羹食，补肾虚，及男女中风。（张鼎）

利大肠，治小儿惊痫。含之，治口疮。（《日华》）

治大人干呕及反胃，小儿哕啘及舌肿，并时时温饮之。（时珍）

【发明】〔弘景曰〕牛羊乳实为补润，故北人食之多肥健。

〔恭曰〕北人肥健，由不啖咸腥，方土使然，何关饮乳？陶以未达，故屡有此言。

〔时珍曰〕方土饮食，两相资之。陶说固偏，苏说亦过。丹溪言反胃人宜时时饮之，取其开胃脘、大肠之燥也。

附方

小儿口疮。羊乳细滤入含之，数次愈。（《小品方》）

面黑令白。白羊乳三斤，羊胰三副，和捣。每夜洗净涂之，旦洗去。（《总录》）

心

【气味】甘，温，无毒。

【主治】止忧恚膈气。（《名医别录》）

附方

心气郁结。羊心一枚，咱夫兰（即回回红花）三钱，浸玫瑰水一盏，入盐少许，徐徐涂心上，炙熟食之，令人心安多喜。（《正要》）

肺

【气味】甘，温，无毒。

【主治】补肺，止咳嗽。（《名医别录》）

伤中，补不足，去风邪。（思邈）

治渴，止小便数，同小豆叶煮食之。（苏恭）

附方

小便频数（下焦虚冷也）。羊肺一具（切）作羹，入少羊肉，和盐、豉食。不过三具效。（《集验方》）

鼻中息肉。羊肺汤：用干羊肺一具，白术四两，肉苁蓉、通草、干姜、芎劳各二两，为末。食后米饮服五分匕，加至方寸匕。（《千金方》）（《鸡峰备急方》）录》）

肾

【气味】甘，温，无毒。

【主治】补肾气虚弱，益精髓。（《名医别录》）

补肾虚耳聋阴弱，壮阳益胃，止小便，治虚损盗汗。（《日华》）

合脂作羹，疗劳痢甚效。蒜、薤食之一升，疗癥瘕。（苏恭）

治肾虚消渴。（时珍）

【发明】〔时珍曰〕《千金》《外台》《深师》诸方，治肾虚劳损，消渴脚气，有肾沥汤方甚多，皆用羊肾煮汤煎药。盖用为引向，各从其类也。

附方

下焦虚冷（脚膝无力，阳事不行）。用羊肾一枚煮熟，和米粉半大两，炼成乳粉，空腹食之，妙。（《心镜》）

肾虚精竭。炮羊肾一双（切），于豉汁中，以五味、米糁作羹、粥食。（《心镜》）

虚损劳伤。羊肾一枚，术一升，水一斗，煮九升服一升，日三。（《肘后方》）

老人肾硬。治老人肾藏虚寒，内肾结硬，虽服补药不入。用羊肾子一对，杜仲（长二寸，阔一寸）一片，同煮熟，空心食之。令人内肾柔软，然后服补药。

（《鸡峰备急方》）

肝

【气味】苦，寒，无毒。

【主治】补肝，治肝风虚热，目赤暗痛，热病后失明，并用子肝七枚，作生食，神效。亦切片水浸贴之。（苏恭）

 附方

肝虚目赤。青羊肝，薄切水浸，吞之极效。（《龙木论》）

青盲内障。白羊子肝一具，黄连一两，熟地黄二两，同捣，丸梧子大。食远茶服七十丸，日三服。崔承元病内障丧明，有人惠此方报德，服之遂明。（《传信方》）

胃

一名羊脿腔。

【气味】甘，温，无毒。

【主治】胃反，止虚汗，治虚羸，小便数，作羹食，三五瘥。（孟诜）

 附方

中风虚弱。羊肚一具，粳米二合，和椒、姜、豉、葱作羹食之。（《正要》）

胃虚消渴。羊肚烂煮，空腹食之。（《古今录验》）

下虚尿床。羊肚盛水令满，线缚两头，煮熟，即开取中水顿服之，立瘥。（《千金方》）

久病虚羸（不生肌肉，水气在胁下，不能饮食，四肢烦热者）。用羊胃一枚（切），白术一升（切），水二斗，煮九升，分九服，日三。不过三剂瘥。（张文仲方）

牛

《神农本草经》中品

集解〔藏器曰〕牛有数种，《神农本草经》不言黄牛、乌牛、水牛，但言牛尔。南人以水牛为牛，北人以黄牛、乌牛为牛。牛种既殊，入用当别。

黄牛肉

【气味】甘，温，无毒。

附方

腹中痞积。牛肉四两（切片），以风化石灰一钱擦上，蒸熟食。常食痞积自下。（《经验秘方》）

牛皮风癣。每五更炙牛肉一片食，以酒调轻粉敷之。（《直指方》）

【主治】安中益气，养脾胃。（《名医别录》）

【发明】〔时珍曰〕韩悞言：牛肉补气，与黄芪同功。

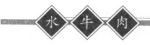

水牛肉

【气味】甘，平，无毒。

【主治】消渴，止呕泄，安中益气，养脾胃。（《名医别录》）

补虚壮健，强筋骨，消水肿，除湿气。（藏器）

附方

水肿尿涩。牛肉一斤（熟蒸），以姜、醋空心食之。（《心镜》）

手足肿痛（伤寒时气，毒攻手足，肿痛欲断）。生牛肉裹之，肿消痛止。（《范汪方》）

乳

【气味】甘，微寒，无毒。

【主治】补虚羸，止渴。（《名医别录》）

养心肺，解热毒，润皮肤。（《日华》）

冷补，下热气。和酥煎沸食，去冷气痃癖。（藏器）

患热风人宜食之。（孟诜）

老人煮食有益。入姜、葱，止小

儿吐乳，补劳。（思邈）

治反胃热哕，补益劳损，润大肠，治气痢，除疸黄，老人煮粥甚宜。（时珍）

【发明】〔震亨曰〕反胃噎膈，大便燥结，宜牛、羊乳时时咽之，并服四物汤为上策。不可用人乳，人乳有饮食之毒，七情之火也。

〔时珍曰〕乳煎荜茇，治痢有效。盖一寒一热，能和阴阳耳。按《独异志》云：唐太宗苦气痢，众医不效，下诏访问。金吾长张宝藏曾困此疾，即具疏以乳煎荜茇方，上服之立愈。宣下宰臣与五品官。魏征难之，逾月不拟。上疾复发，复进之又平。因问左右曰：进方人有功，未见除授何也。征惧曰：未知文武二吏。上怒曰：治得宰相，不妨授三品，我岂不及汝耶？即命与三品文官，授鸿胪寺卿。其方用牛乳半斤，荜茇三钱，同煎减半，空腹顿服。

附方

风热毒气。煎过牛乳一升，生牛乳一升，和匀。空腹服之，日三服。（《千金方》）

下虚消渴（心脾中热、下焦虚冷，小便多，渐羸瘦者）。牛羊乳，渴即饮之，每饮三四合。（《广利方》）

脚气痹弱。牛乳五升，硫黄三两（末之），煎取三升，每服三合。羊乳亦可。或以牛乳五合，煎调硫黄末一两服，取汗尤良。（《肘后方》）

血

【气味】咸，平，无毒。

【主治】解毒利肠，治金疮折伤垂死，又下水蛭。煮拌醋食，治血痢便血。（时珍）

【发明】〔时珍曰〕按《元史》云：布智儿从太祖征回回，身中数矢，血流满体，闷仆几绝。太祖命取一牛剖其腹，纳之牛腹中，浸热血中，移时遂苏。又云：李庭从伯颜攻郢州，炮伤左胁，矢贯于胸，几绝。伯颜命剖水牛腹纳其中，良久而苏。何孟春云：予在职方时，问各边将无知此术者，非读《元史》弗知也。故书于此，以备缓急。

脂

黄牛者良，炼过用。

【气味】甘、温，微毒。

【主治】诸疮疥癣白秃，亦入面脂。（时珍）

附方

消渴不止。栝楼根煎：用生栝楼

（切）十斤，以水三斗，煮至一斗，滤净，入炼净黄牛脂一合，慢火熬成膏，瓶收。每酒服一杯，日三。（《总录》）

髓

黑牛、黄牛、牯牛者良，炼过用。

【气味】甘，温，无毒。

【主治】补中，填骨髓。久服增年。（《神农本草经》）

安五脏，平三焦，续绝伤，益气力，止泄利，去消渴，皆以清酒暖服之。（《名医别录》）

平胃气，通十二经脉。（思邈）

治瘦病，以黑牛髓、地黄汁、白蜜等分，煎服。（孟诜）

润肺补肾，泽肌悦面，理折伤，擦损痛，甚妙。（时珍）

附方

补精润肺（壮阳助胃）。用炼牛髓四两，胡桃肉四两，杏仁泥四两，山药末半斤，炼蜜一斤，同捣成膏，以瓶盛汤煮一日。每服一匙，空心服之。（《瑞竹方》）

劳损风湿。陆抗膏：用牛髓、羊脂各二升，白蜜、姜汁、酥各三升，煎三上三下，令成膏。随意以温酒和服之。（《经心录》）